그림으로 읽는

잠 못들 정도로 재미있는 이야기

KB090742

단백질

후지타 사토시 감수 | **차원** 감역 | **김정아** 옮김

BM (주)도서출판 **성안당**

　　　　　　누구나 한 번쯤은 경험하는 다이어트는 그야말로 영원한
고민…….

　단기간에 살 빼는 것에만 사로잡혀 3일간 물만 마시고 보내거나 채소만
계속 먹거나, '마시기만 하면 살이 빠진다'고 강조하는 특정 보충제에
의존하거나 하는 편중된 다이어트를 경험한 적이 있는 사람도 많을 것이다.

　그러한 잘못된 다이어트의 끝에는, 원래의 식사 양으로 돌아가면
이전보다 더 체중이 증가하고 살이 잘 안 빠지는 몸이 되는 무서운 결과가
기다리고 있다.

　살이 잘 빠지고 요요 없는 몸을 만들기 위해서는 '무엇을 먹지 않는지'가
아니라, '무엇을 먹는지'가 매우 중요하다.

　그리고 몸에 있어 특히 중요한 영양소는 '단백질'이다.

　체내의 단백질은 체중의 약 16%를 차지하고 있고, 몸의 기능을
유지하거나 열을 만들어 내거나 우리의 몸을 형성하거나 하고 있으며,

근육과 혈관, 피부와 머리카락, 손톱 등도 단백질로 이루어져 있다.

성인이 하루에 필요한 단백질량은 약 60g으로, 한 끼당 20g은 확실하게 필요하다고 알려져 있다. 최근 조깅을 하거나, 미용을 생각해 헬스장을 다니거나 하는 등 건강을 위해 노력하고 있는 사람이 많아지고 있는데, 단백질을 섭취하지 않으면 그러한 노력도 헛수고가 될 가능성이 높다. 균형 잡힌 몸매를 목표로, 건강하고 튼튼한 몸을 만들기 위해서는 단백질이야말로 최강의 파트너이다.

이 책에서는 의외로 알려져 있지 않은 단백질의 기본 지식과 효율적으로 섭취하는 방법, 살이 빠지게 먹는 법 등을 알기 쉽게 설명한다.

단백질의 지식을 쌓아, 여러분의 미용과 건강에 도움이 되면 기쁘겠다.

리쓰메이칸대학 스포츠건강과학부 교수
후지타 사토시

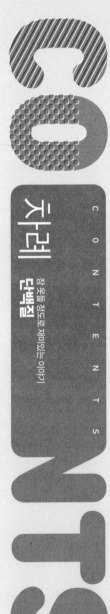

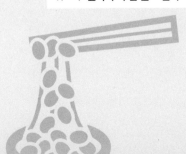

제2장

미용과 건강에 반드시 필요하다!
최강의 단백질 29

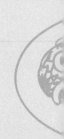

제3장

매일의 식사로 단백질을 섭취하는 비법 63

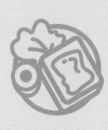

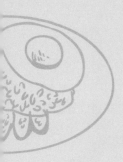

제4장

알아두면 유익한
단백질의 토막 상식 95

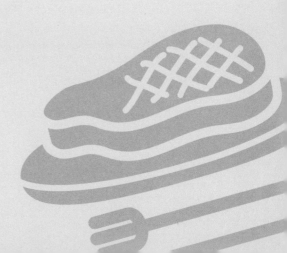

식품구성자전거

다양한 식품을 매일 필요한 만큼 섭취하여
균형 잡힌 식사를 유지하며, 규칙적인 운동으로
건강을 지켜 나갈 수 있다는 것을
표현하고 있습니다.

곡류
매일 2~4회 정도

고기·생선·달걀·콩류
매일 3~4회 정도

식품구성
자전거

우유 · 유제품류
매일 1~2잔

채소류
매 끼니 2가지 이상
(나물, 생채, 쌈 등)

과일류
매일 1~2개

식품구성자전거 | 자료출처 : 보건복지부 · 한국영양학회, 2015 한국인 영양소 섭취기준

제 1 장

살 빼기 위해서는
단백질이
절대적으로 필요

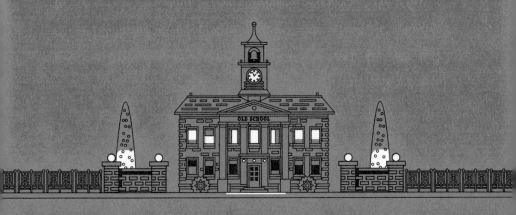

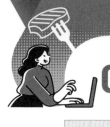

01 몸을 만드는 가장 중요한 영양소 '단백질'

몸을 만들고 유지하기 위한 재료

탄수화물, 지방과 함께 '3대 영양소' 중 하나로 우리의 생명 유지에 필수적인 단백질, 그렇다면 대체 단백질은 우리 몸에서 어떠한 기능을 하고 있을까?

단백질의 주요 기능은 우리 몸의 조직을 만드는 재료가 되는 것이다. 근육을 비롯한 혈관과 내장, 피부와 머리카락, 손톱 등 몸의 대부분이 단백질로 되어 있으며, 총무게는 체중의 약 16%나 된다. 특히 근육은 수분을 제외한 약 80%가 단백질에 의해 만들어진다. 또한 혈액의 세포나 호르몬, 효소 등 몸의 기능을 유지하기 위한 물질도 단백질이 재료가 된다. 또한 몸을 움직이는 에너지원으로도 사용되며, 1g의 단백질로 약 4kcal의 에너지를 생산한다.

그런데 단백질은 우리의 체내에서 어떻게 만들어지는 것일까? 식사로부터 섭취한 단백질은 체내에서 일단 아미노산으로 분해된다. 그리고 전신의 각 부위에서 기능하는 단백질로서 재합성된다.

그렇게 해서 만들어지는 단백질의 수는 무려 10만 종류! 더 놀랍게도 이들을 만들고 있는 것이 겨우 20종류의 아미노산이다. 20종류의 아미노산 조합에 의해 각각 기능이 다른 엄청난 종류의 단백질이 만들어지고, 우리의 생명을 유지하기 위해 기능하고 있는 것이다.

단백질의 주요 기능

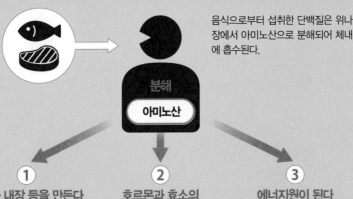

음식으로부터 섭취한 단백질은 위나 장에서 아미노산으로 분해되어 체내에 흡수된다.

분해
아미노산

① 근육과 내장 등을 만든다

몸을 구성하는 세포의 주성분이 되고, 근육과 장기 등을 만든다. 이러한 부분은 매일 다시 만들어지므로 적당량의 단백질을 매끼 빠뜨리지 말고 섭취할 필요가 있다.

② 호르몬과 효소의 재료가 된다

내장이 제대로 작동하기 위해 필요한 호르몬(여성 호르몬, 성장 호르몬 등)과 효소(지방을 분해하는 리파아제, 전분을 분해하는 아밀라아제 등)는 단백질을 재료로 만들어진다.

③ 에너지원이 된다

1g당 약 4kcal의 에너지를 만들어낸다. 단, 몸을 만드는 중요한 영양소이므로 에너지원으로 너무 많이 사용하는 것은 위험하며, 탄수화물이나 지방과 함께 균형 있게 섭취하는 것이 중요하다.

단백질, 펩타이드, 아미노산의 차이

단백질	펩타이드	아미노산
아미노산이 50개 이상 사슬 모양으로 결합된 것	2개~50개 정도의 아미노산이 연결된 것	단백질의 최소 단위. 사람의 몸을 구성하는 것은 겨우 20종류뿐

분해 → 분해 →

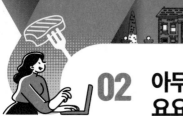

02 아무리 살을 빼도 요요가 생기는 이유

식사 제한만으로 살을 빼도 의미가 없다

살을 빼고 싶다고 생각했을 때 많은 사람들이 생각하는 것이 식사 제한 다이어트이다. 체중이 감소하는 구조는 에너지 공급량(먹은 양)이 에너지 소비량(호흡 등의 기초대사와 운동 등)을 밑돌 때이다. 그러므로 살을 빼기 위해서는 먹는 양을 줄여 에너지 공급량을 줄이거나, 운동량을 늘려 에너지 소비량을 높이거나 혹은 그 양쪽에 의해 에너지 수지를 마이너스로 만들 필요가 있다.

이러한 식사 제한으로 살을 뺀다고 하는 사고는 자신의 식사량을 검토해 여분의 칼로리를 없앤다는 점에서 잘못된 것이 아니지만, 안이하게 시작하면 살이 빠지기는커녕 이전보다 더 살찌게 되는 무서운 결과가 기다린다.

식사 제한 다이어트에서 문제인 것이 칼로리를 제한할 때에 단백질의 양을 줄여 버리는 것이다. 단백질은 근육을 만드는 재료가 되므로 근육량도 같이 줄게 된다.

근육량이 줄면 기초대사도 떨어지기 때문에 연비가 나빠져 살찌기 쉬운 체질이 되고, 식사의 양을 식사 제한 전으로 되돌리면 곧바로 요요가 생기는 결과가 된다. 이때 늘어나는 것은 지방뿐이며, 한번 잃어버린 근육은 원래대로 돌아오지 않는다. 이러한 점에서 단백질이 풍부하고 균형 잡힌 식사를 섭취하는 것이 요요 없이 살을 빼기 위한 지름길이다.

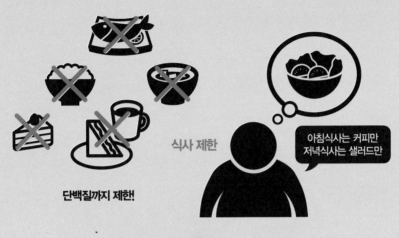

단백질을 줄여 살을 빼면 근육도 감소한다

식사 제한

아침식사는 커피만
저녁식사는 샐러드만

단백질까지 제한!

극단적인 식사 제한은 지방 외에 근육도 감소하기 때문에
요요가 생기기 쉬운 체질이 되어 버린다.

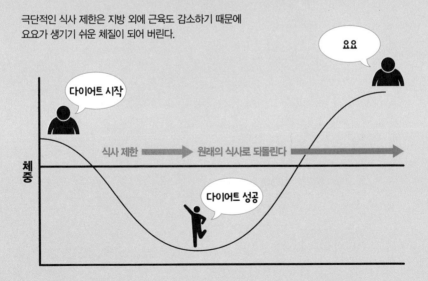

다이어트 시작

요요

식사 제한 ➡ 원래의 식사로 되돌린다 ➡

체중

다이어트 성공

아무리 살을 빼도 요요가 생기는 이유

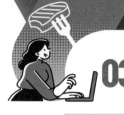

03 근육이 줄면 살이 전혀 빠지지 않게 된다

대사 향상이 다이어트의 열쇠

체중이 감소한다면 근육이 줄어도 그다지 상관없다고 생각하는 사람이 많을지도 모른다. 그러나 근육은 몸을 움직이거나 자세를 유지하거나 하는 기능이 있기 이전에, 다이어트에 있어서도 중요한 기초대사를 높이는 역할을 하고 있다.

우선 기초대사에 대해 복습하려고 한다. 기초대사란 체온 유지나 심장과 폐 등을 움직여 생명을 유지하는 등 살아있는 것만으로 반드시 필요한 에너지를 말한다. 1일 에너지 소비의 주요 내역은 이 기초대사가 60~70%, 활동대사(신체활동 시 대사+비운동성 신체활동 시 대사)가 20~30%, 식사에 따른 대사(DIT)가 10% 등 세 가지이다. 또한 기초대사량이 사용되고 있는 내역을 보면, 전체의 약 20%를 근육이 소비하고 있다. 그렇기 때문에 식사 제한 다이어트로 전신의 근육이 감소하게 되면, 기초대사도 저하해 쉽게 살이 찌게 되는 것이다. 반대로 말하면, 간이나 뇌는 단련할 수 없으므로 기초대사를 높이고 싶으면 근육량의 유지나 증가가 필요한 것이다.

근육이 감소하면 체력도 저하하므로 일상적인 운동량도 떨어지고, 에너지 소비도 저하될 수밖에 없다. 그리고 근육이 감소하면 몸매도 흐트러져 이상적인 체형에서 점점 더 멀어지게 된다.

이러한 악순환에 빠지지 않기 위해서라도 근육량을 늘려 기초대사를 높이는 것이 중요하다.

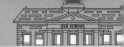

근육의 주요 기능

· 열을 만들어 대사를 높인다

근육은 사용하지 않는 동안에도 열을 만들어 체온을 유지하고 있다. 근육량이 증가하면 열 발생량도 증가하기 때문에 다이어트에 중요한 역할을 한다.

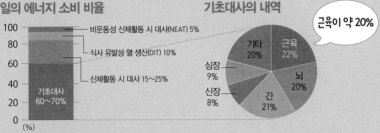

1일의 에너지 소비 비율

- 비운동성 신체활동 시 대사(NEAT) 5%
- 식사 유발성 열 생산(DIT) 10%
- 신체활동 시 대사 15~25%
- 기초대사 60~70%

기초대사의 내역

근육이 약 **20%**

- 기타 20%
- 근육 22%
- 뇌 20%
- 간 21%
- 신장 8%
- 심장 9%

• 후생노동성 「신체활동과 에너지 대사」/ 후생노동성 e-헬스넷 「사람의 장기·조직의 안정 시 대사량」(이토카와 요시노리(絲川 嘉則) 외 편 「영양학총론 개정 제3판」 난코도(南江堂), 141~164, 2006)에서 수정

15

· 몸을 움직인다

손잡이를 잡는다, 계단을 내려간다, 고개를 끄덕인다 등의 일상적인 동작부터 전신을 움직이는 운동을 하기 위한 힘의 근원이 된다.

· 자세를 유지한다

근육에는 뼈와 뼈를 연결해 안정시키는 역할이 있다. 서 있거나 앉아 있을 때에도 중력에 대항하려고 하는 근육이 작용해 자세를 유지한다.

· 몸을 보호한다

복강 안에 있는 내장의 바깥 측에는 복근과 배근이 있다. 그렇기 때문에 외부의 충격으로부터 내장을 보호하는 역할도 하고 있다.

· 수분을 저장한다

근육은 수분을 저장하는 탱크와 같은 기능을 하고 있으며, 75~80%나 되는 수분을 함유할 수 있다. 근육이 적은 사람은 물을 마셔도 체내에 모아 두기 어려워 탈수 증상을 일으키기 쉽다.

· 펌프의 역할을 한다

심장에서 내보낸 혈액을 다시 심장으로 되돌려 보낼 때, 근육이 늘어나거나 줄어들거나 함으로써 펌프 기능이 작용해 혈액 순환이 촉진된다.

· 면역력을 높인다

면역 세포는 글루타민이라는 아미노산이 일종을 에너지로 사용하고 있다. 이 글루타민은 근육 내에 많이 축적되어 있으므로 근육량의 증가는 면역 기능 향상에 도움이 된다.

근육이 줄면 살이 전혀 빠지지 않게 된다

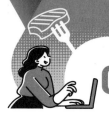

04 단백질이 부족하면 살찌기 쉽다

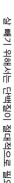

공복 시에는 아미노산이 에너지가 된다

     왜 식사 제한 다이어트에서 단백질을 빼면 안 되는지는 공복 시에 사람의 체내에서 어떤 변화가 일어나는지를 먼저 이해할 필요가 있다.

공복이 되면 혈액 중의 당의 양(혈당치)이 저하되는데, 혈당치를 일정하게 유지하기 위해 체내에서 여러 가지 호르몬이 작용한다. 그 호르몬의 하나가 근육을 분해해 아미노산으로 변환시켜 에너지로 사용된다. 여기서 단백질이 체내에 들어오지 않으면, 새롭게 근육을 만들 수 없기 때문에 점점 근육이 분해돼 혈액 중으로 방출되어 버린다.

14페이지에서도 설명했듯이 근육의 감소가 기초대사를 낮추는 것은 분명하다. 또한 단백질을 빼면 식사에 의한 만족감도 얻기 어렵기 때문에 만성적으로 공복을 느끼기 쉽다. 이것이 스트레스가 되어 나중에 과식으로 인한 요요를 일으키기 쉬운 것이다. 또한 정기적으로 운동을 하고 있는 사람도 주의가 필요하다. 운동을 하면 당질이나 지방이 에너지원으로 소비될 뿐만 아니라 근육도 분해되어 사용된다. 여기서 운동량에 맞는 단백질을 보충하지 않으면 아무리 힘들게 운동을 해도, 반대로 근육이 감소돼 버리는 원인이 된다. 65페이지에서 소개할 '자신에게 필요한 단백질량은?'을 참고해 자신에게 맞는 단백질의 필요량을 제대로 섭취하는 것이 중요하다.

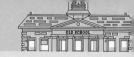

단백질은 에너지로도 사용된다

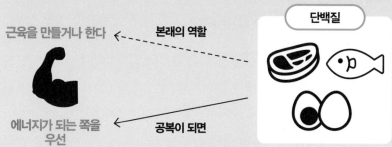

단백질

근육을 만들거나 한다 ← 본래의 역할

에너지가 되는 쪽을
우선 ← 공복이 되면

처음부터 단백질은 근육을 비롯해 몸의 모든 조직을 구성하기 위해
사용된다. 공복이 되면 단백질을 아미노산으로 변환해 혈당치를 안
정시키기 위해 작용한다.

17

운동을 하고 있는 사람은 특히 단백질이 필요

운동

↓

운동(유산소 운동과 근육 트레이닝)을
하면 근육을 분해해 아미노산으로 사
용된다. 여기서 잃어버린 단백질이
보충되지 않으면 근육은 계속 감소
된다.

근육의 분해가 진행된다.

단백질을
섭취하지 않는다.
or
부족하다.

운동의 전후(어느 쪽이나 ◎)에
단백질을 섭취한다.

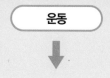

근육이 계속
분해되어
감소한다.

단백질을 재료로
근육을 만들기
시작한다.

단백질이 부족하면 살찌기 쉽다

05 최강의 살 빠지는 식사법

매끼 절대로 단백질을 빠뜨리지 않고 섭취한다

예쁘게 살을 빼기 위해서는 '단순히 먹는 양을 줄이면 된다'는 것은 아니다. 왜냐하면 지금까지 설명했듯이 극단적인 식사 제한은 근육이 크게 줄어 기초대사도 감소하고, 요요의 위험성이 높아지기 때문이다. 이상적인 것은 가급적 근육량을 감소시키지 않고 체지방을 줄이는 것이다. 그러기 위해서는 아침·점심·저녁에 매끼 충분한 양의 단백질을 섭취하는 것이 절대 조건이다. 단백질의 기준량은 한 끼당 20~30g. 식재료로 대체하면 돼지고기 안심이라면 100g, 고등어라면 한 조각 정도이다. 이것을 대략 1일로 생각하면 고기와 생선을 200g, 계란 1~2개, 낫토나 두부 등의 콩제품을 사용한 레시피를 2~3가지 섭취하면 OK이다. 아침은 수면 중에 분해된 근육을 되찾기 위해 근육이 잘 붙는 동물성 단백질이 좋다. 토스트+햄에그+그릭요거트 등 서양식으로 생각하면 균형을 잡기 쉽다.

선택지가 많은 점심식사로 무엇을 먹을지 고민이라면 동물성 단백질이 들어 있는 것을 선택한다는 규칙을 만들면 식당 선택도 쉬울 것이다. 예를 들면 충분한 채소가 들어간 샐러드보울보다 스테이크 쪽이 단백질을 섭취할 수 있다.

저녁식사는 저녁에 힘든 운동을 하지 않는다면 탄수화물은 피하는 편이 다이어트에는 효과적이다. 단백질은 아침, 점심에 먹은 단백질을 되돌아보고 메인 식재료를 선택하도록 하자.

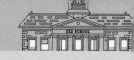

가장 강력하게 살이 빠진다! 하루의 식단 예

식단의 예

아침

- 토스트
- 햄에그
- 그릭요거트

토스트에 달걀후라이와 햄을 더한다. 그릭요거트의 윗물은 유청이라는 양질의 단백질이므로 함께 섭취하면 좋다.

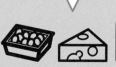

그 외에도

단백질 급원식품의 반찬을 두 가지 이상 조합한다

(일본식)아침식사는 단백질이 부족하기 쉬우므로 낫토나 달걀, 치즈, 우유 등을 더하면 균형 잡힌 식사가 된다.

점심

- 스테이크
- 샐러드
- 밥(조금)

주 반찬이 메인인 플레이트 런치에서 동물성 단백질을 보충하고, 칼로리 과다가 되는 경우는 밥의 양을 줄여서 탄수화물을 조정하도록 하자.

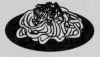

그 외에도

고민이라면 동물성 단백질을

파스타 등의 면류를 먹는 경우는 건더기가 많은 것을 선택하자.

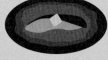

저녁

- 연어의 포일구이
- 채소수프

활동량이 많지 않은 밤에는 주식을 빼서 탄수화물을 줄인다. 그 대신에 단백질을 제대로 섭취하는 것이 중요하다.

그 외에도

아침과 점심을 되돌아보아 균형을 잡는다

아침과 점심에 섭취한 메인 요리가 고기라면 생선 요리를 선택하는 등 균형을 고려하자. 콩제품도 한 가지 더 선택할 때에 넣으면 좋다.

06 단백질은 압도적으로 지방이 잘 되지 않는다

단백질이 다이어트에 좋은 이유

단백질은 과다 섭취해도 다른 영양소보다 지방으로 잘 변환되지 않는 장점이 있다. 지방이나 탄수화물은 체내에서 소화 흡수된 후, 여분은 지방으로 저장돼 굶주림이나 질병, 외상 등 만일의 경우를 위한 에너지원으로 축적된다. 단백질은 일부 지방으로 변환되기도 하지만 대부분이 에너지로 소비되거나, 남은 것은 소변으로 배출된다. 그렇기 때문에 지방이 잘 되지 않으며, 반대로 말하면 단백질을 매끼 섭취하지 않으면 안 되는 이유도 여기에 있다.

그리고 다이어트의 관점에서 단백질을 적극적으로 섭취해야 하는 이유는 또 다른 하나가 있다. 다이어트를 하는 사람 중에는 금방 막 먹었는데, 곧바로 배가 고파져 고생한 적이 있는 사람이 있을 것이다. 그것은 어쩌면 단백질 부족이 원인일지도 모른다. 단백질은 식욕을 억제하는 호르몬의 분비에 관여하고 있으며, 식후의 포만감을 높여 준다. 속이 든든하기 때문에 공복감을 느끼는 시간이 짧아 과식을 억제하는 효과도 있다.

단백질 급원식품은 소고기 스테이크처럼 지방이 많이 포함된 고칼로리식인 것도 많기 때문에 칼로리 섭취를 의식해 자제하는 사람도 있는 것 같다. 그러나 적당량을 먹지 않으면 공복감을 쉽게 느껴 다이어트가 오래 가지 못하기 때문에 요요의 가능성도 높아진다.

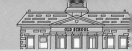

단백질은 지방으로 잘 축적되지 않는다

섭취한 단백질은 체내에서 아미노산으로 분해되어 다양한 형태로 이용된다. 일부 지방으로 축적되지만 대부분이 근육과 내장을 구성하는 체단백질이 되거나 에너지로 소비되고, 사용되지 않은 것은 소변으로 배출되므로 저장해 둘 수 없다.

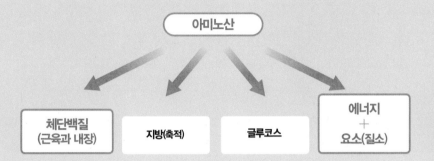

단백질 부족은 나쁜 것 투성이!

단백질을 빼면 속이 든든하지 않아 곧바로 공복을 느끼게 된다. 다이어트 중에는 특히 짜증을 내게 되고 과식 → 요요를 일으키는 근원이 될 수밖에 없다.

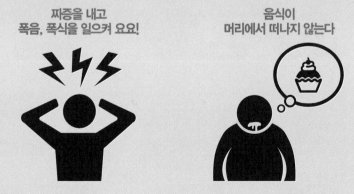

짜증을 내고
폭음, 폭식을 일으켜 요요!

음식이
머리에서 떠나지 않는다

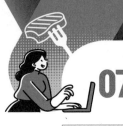

07 아미노산의 균형이 좋은 것은 동물성

효율이 좋은 동물성과 저지방의 식물성

식품에서 섭취하는 단백질은 고기와 생선, 달걀과 유제품에 포함된 '동물성 단백질'과 콩과 콩제품, 곡물 등에 포함된 '식물성 단백질'로 크게 나누어진다. 같은 단백질이라고 해도 동물성과 식물성은 각각 특징과 성질이 다르기 때문에 몸에 작용하는 방식에도 차이가 있다.

동물성 단백질의 가장 큰 특징은 몸에 필요한 아미노산을 풍부하게 또한 균형 있게 포함하고 있다는 점이다. 특히 체내에서 만들 수 없는 '필수 아미노산'의 함유량이 식물성 단백질과 비교해 많으며, 근육과 조직의 재료가 되는 단백질을 효율적으로 섭취할 수 있다. 동물성 단백질은 참가자미와 참다랑어, 가다랑어 등의 어류에 특히 많이 포함되어 있다. 또한 닭가슴살이나 돼지 등심, 소 넓적다리살 등 기름기가 적은 부위의 고기에도 풍부하게 포함되어 있다.

한편 식물성 단백질은 동물성 단백질과 비교해 필수 아미노산은 많지 않지만, 지방이 적은 특징이 있다. 지방 연소를 돕는 효과도 높고, 체지방이 신경 쓰이는 사람에게는 매력적이다. 식물성 단백질이 많은 식품으로는 언두부, 콩, 메밀국수 등을 들 수 있다.

동물성 단백질에는 비타민 B군, 식물성 단백질에는 식이섬유 등 단백질 이외의 영양소도 풍부하다. 양쪽을 잘 조합해 섭취하면, 식단 전체의 균형도 갖춰진다.

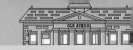

동물성 단백질은 필수 아미노산이 풍부

고기와 어패류, 달걀, 유제품에 포함된 단백질로써, 필수 아미노산을 균형 있게 포함하는 양질의 단백질 급원식품이다.

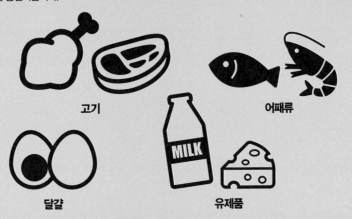

고기

어패류

달걀

유제품

식물성 단백질은 지방 연소 효과도 있다

콩, 콩제품, 곡류 등에 들어 있으며, 지방의 함유량이 낮은 것이 특징이다. 지방 연소 효과는 식물성 쪽이 더 높은 것으로 알려져 있다.

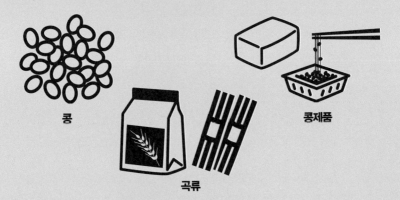

콩

콩제품

곡류

아미노산의 균형이 좋은 것은 동물성

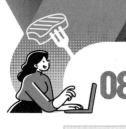

08 다이어트에도 도움이 되는 아미노산

어떤 아미노산이나 몸 만드는데 반드시 필요하다

앞에서 말했듯이 우리 몸에 존재하는 10만 종류나 되는 단백질은 겨우 20종류의 아미노산 조합으로 구성되어 있다. 그리고 20종류의 아미노산은 9종류의 '필수 아미노산'과 11종류의 '비필수 아미노산'으로 나눌 수 있다.

'필수 아미노산'은 체내에서 합성할 수 없으며, 합성량이 필요량에 못 미치는 9종류의 아미노산의 총칭이다. 반드시 식사에서 섭취해야 하기 때문에 '필수'라는 말이 이용되고 있다. 근육 합성의 촉진과 분해의 억제에 관여하는 '류신', 지방의 대사에 관여하는 '라이신', 신경전달물질의 하나인 세로토닌의 재료가 되는 '트립토판' 등이 있다.

그리고 필수 아미노산 이외의 11종류가 '비필수 아미노산'으로 분류된다. '알라닌', '아르기닌', '글루타민' 등이 해당되는데, 모두가 피로 회복을 촉진하거나 수면의 질을 향상시키거나 하는 중요한 역할을 가지고 있다. 당질을 재료로 체내에서 합성할 수 있기 때문에 '비필수'라고 부르지만, 우리 몸에 있어 결코 '비필수'는 아니다.

20종류의 아미노산 중 어느 하나가 없어도 근육을 만들지 못하고, 부족하면 몸의 중요한 기능에도 지장이 생길 수밖에 없다. 그렇기 때문에 동물성에서 식물성까지 다양한 종류의 식품에서 단백질을 섭취하여 아미노산의 공급에 노력할 필요가 있다.

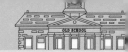

몸을 만드는 아미노산

필수 아미노산

이소류신	근육을 강화하고 신체의 성장을 촉진한다. 간 등의 기능을 향상시킨다.
류신	근육을 강화하고 간 기능을 촉진한다. 과다 섭취하면 면역력이 저하되므로 주의한다.
라이신	신체의 성장을 촉진하고 신체 조직의 회복에 관여하는 것 외에, 대사 촉진과 항체 등의 재료도 된다. 밀가루와 백미에 부족하기 쉬운 아미노산이다.
메티오닌	항우울 효과와 히스타민의 혈중 농도 저하, 신체구조의 성분이 된다.
페닐알라닌	도파민 등 신경전달물질의 재료가 된다. 혈압을 상승시킨다.
트레오닌	지방간을 예방하고 신체의 성장을 촉진한다. 효소의 활성 부위 등을 형성하는 재료가 된다.
트립토판	세로토닌 등 신경전달물질의 재료가 된다. 진통 작용이 있고 면역력을 향상시킨다.
발린	근육을 강화하고 신체의 성장을 촉진한다. 혈액 중의 질소량을 조정한다.
히스티딘	유아의 발달에 필요하며, 신경 기능을 보조한다.

비필수 아미노산

티로신	아드레날린과 도파민 등의 신경전달물질의 재료가 된다.
시스테인	모발이나 체모에 많이 들어 있는 아미노산으로 검은 멜라닌 색소의 생산을 억제하고, 노란 멜라닌을 많이 만들도록 작용한다.
아스파라긴산	에너지원으로 이용되기 쉬운 아미노산으로 신진대사를 높여 피로 회복, 체력 증강, 지구력을 향상시킨다.
아스파라긴	아스파라거스에서 발견된 아미노산으로 아스파라긴산의 유도체로 작용하고, 신진대사를 향상시킨다.
세린	인지방과 뇌의 신경 세포 등의 재료가 된다. 수면 개선 효과 등이 있다.
글루탐산	뇌와 신경의 기능을 돕고, 피로 회복 효과도 있다. 맛내기 조미료의 원료가 된다.
글루타민	몸에 가장 풍부하게 들어 있는 아미노산의 하나로, 장관의 에너지원으로 이용되고 위와 장관을 보호한다. 알코올의 대사를 높이는 작용이 있는 것으로 보고되어 있다.
프롤린	글루탐산에서 합성되는 콜라겐의 재료로, 프롤린은 피부에 윤기를 주는 천연 보습 성분(NMF)으로서 가장 중요한 아미노산의 하나이다.
글리신	체내에 넓게 존재하며, 운동·감각 등 몸의 조정을 한다. 콜라겐의 1/3을 구성하고 있다.
알라닌	간의 에너지원으로 이용되고 당을 합성하는 재료로도 사용된다.
아르기닌	혈관을 넓혀 혈액이 통과하기 쉽게 돕는다. 성장 호르몬을 합성하기 때문에 아이들에게는 필수 아미노산에 포함된다.

다이어트에는 두뇌의 피로 아미노산

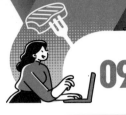

09 질 좋은 단백질을 섭취하기 위해서는?

식품의 아미노산 스코어를 체크

　　질 좋은 단백질이란 어떤 단백질을 말하는 것일까? 영양 면에서 생각하면, 체내에서 합성할 수 없는 9종류의 필수 아미노산이 충분히 들어 있는 단백질이야말로 양질의 단백질이라고 할 수 있으며, 식사를 하는데 있어서는 특히 중요시돼야 한다. 그러나 보통의 식사에서는 단백질의 양은 파악할 수 있지만, 필수 아미노산의 섭취량까지 세세하게 확인할 수 없다. 그래서 도움이 되는 것이 식품에 포함된 필수 아미노산의 함유량과 균형을 알기 쉽게 수치화해 단백질의 질을 평가한 '아미노산 스코어'이다.

　아미노산 스코어로 알 수 있는 것은 각각의 식품에 포함된 필수 아미노산의 양이, 필요량에 대해 어느 정도의 비율인지이다. 필요량을 모두 충족시키고 있는 것을 나타내는 값이 '100', 부족한 아미노산이 있는 경우는 가장 낮은 수치의 비율이 아미노산의 스코어가 된다. 즉, 점수가 100에 가까울수록 필수 아미노산을 균형 있게 포함한 질 좋은 단백질이라는 것을 의미한다.

　고기와 생선(조개류 · 갑각류는 제외), 달걀 등 동물성 단백질의 대부분은 스코어 100을 만족시키고 있다. 한편, 밀가루 등의 곡류와 채소는 스코어가 낮다. 이것만으로는 필수 아미노산이 부족하기 때문에 아미노산 스코어가 높은 다른 식품에서 보충할 필요가 있다는 것을 알 수 있다.

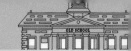

양질의 단백질을 평가하는 아미노산 스코어

9종의 필수 아미노산 각각을 1장의 판으로 나타내어 통에 비유한 것으로, 밀가루의 예와 같이 가장 스코어가 낮은 라이신의 수치가 전체의 아미노산 스코어가 되어 버린다.

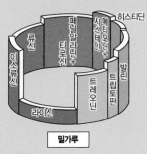

밀가루

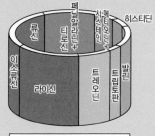

이상적인 아미노산 균형

아미노산 스코어란?

양질의 단백질 식품은 필수 아미노산이 균형있게 들어 있는데 그 함유율을 평가한 것을 아미노산 스코어라고 한다. 필수 아미노산은 체내에서 만들 수 없으므로 반드시 식사에서 섭취해야 하는 단백질이다.

주요 식품의 아미노산 스코어

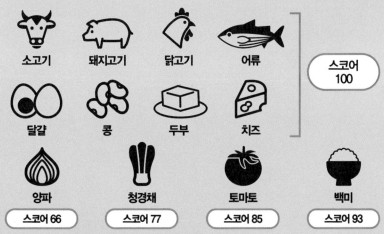

소고기	돼지고기	닭고기	어류
달걀	콩	두부	치즈

스코어 100

양파	청경채	토마토	백미
스코어 66	스코어 77	스코어 85	스코어 93

• 출처 : 일본식품표준성분표 2015년판(7개정) 아미노산 성분표 편

질 좋은 단백질을 섭취하기 위해서는?

퀴즈 QUIZ

근육이 더 잘 붙고 살이 빠지는 것은 어느 쪽? ①

Ⓐ 닭가슴살　　　VS　　　Ⓑ 소 목등심살

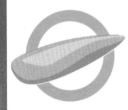

Answer Ⓐ

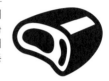

소 목등심살은 단백질 이외에 지방도 많아 위에서 소화될 때까지 시간이 걸리지만, 닭가슴살은 고단백이고 지방이 적어 빠르게 위장에서 소화 흡수된다. 그냥 먹는 것만이 아니라 운동 후에 먹으면 더 효과적이다.

Ⓐ 햄 (등심)　　　VS　　　Ⓑ 고등어 통조림

Answer Ⓑ

햄은 100g당 16.5g의 단백질을 포함하고 있지만, 지방과 염분이 많다. 한편, 고등어 통조림은 장기 보존이 가능한 간편하고 우수한 식재료이다. 단백질도 풍부하고 추천하지만, 된장조림 등은 칼로리와 염분이 높으므로 피하도록 하자.

Ⓐ 삶은 달걀　　　VS　　　Ⓑ 두부

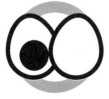

Answer Ⓐ

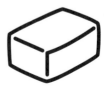

동물성 단백질의 원천인 달걀은 류신을 많이 함유하고 있으며, 근육의 합성을 높이는데 효과적인 식재료이다. 한편 두부는 지방의 대사를 도와주는 장점이 있지만, 달걀에 비해 단백질은 적다.

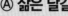

제 2 장

미용과 건강에 반드시
필요하다!
최강의 단백질

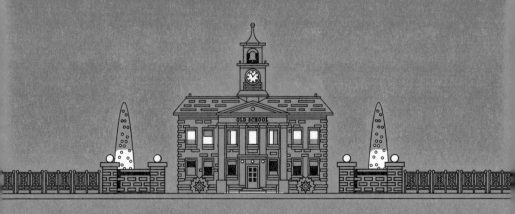

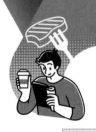

10 '무엇을 먹지 않는지'가 아니라 '무엇을 먹는지'가 중요

굶는 다이어트는 졸업!

많은 사람들이 다이어트에 실패하는 이유 중 하나로, 단기간 집중적으로 체형을 바꾸려고 하는 것을 들 수 있다. 물론 1개월에 5kg 체중을 줄이는 것은 이론적으로는 가능하지만, 그렇게 하면 지방과 함께 근육도 크게 줄어드는 케이스가 대부분이다. 식사의 양을 계속 줄이지 않으면 효과가 나타나지 않게 될 뿐만 아니라, 요요의 위험이 매우 높아진다. 또한 요요 시에는 체지방이 주로 늘어나기 때문에 이전보다 더 살쪄 보이게 된다. 건강하게 살을 빼기 위해서는 어떻게 근육을 소실하지 않고 체지방을 줄이느냐가 관건이다. 그러기 위해서는 먹지 않는 것이 아니라, 올바른 것을 골라 먹는 방법을 배울 필요가 있다.

무엇을 먹는 것이 옳은지를 생각할 때 '탄수화물', '단백질', '지방'의 3대 영양소를 골고루 섭취하는 것이 중요하다. 특히 주의해야 할 것은 '탄수화물, 지방은 제대로 섭취하고 있지만, 단백질은 부족하다'고 하는 패턴이다. 예를 들면 아침은 채소로 만든 신선한 스무디, 점심은 편의점 샐러드, 저녁은 채소 중심의 전골이다. 이러한 식생활은 언뜻 보면 헬시하고 건강하다고 생각되지만, 실제로는 채소만 많이 먹으면 3대 영양소를 균형 있게 섭취할 수 없고 단백질이 부족하기 쉽다. 이러한 식생활을 계속하면 살이 잘 빠지지 않게 될 뿐만 아니라, 살이 빠졌다고 해도 생기 없는 초췌한 인상이 되어 버린다.

먹지 않는 다이어트는 요요 후가 비참!

극단적으로 단백질을 뺀 식사 제한은 처음에는 체중이 쑥 줄어들지도 모르지만, 즉시 원래대로 복귀된다. 게다가 체중은 원래대로 복귀되어도 몸속은 체지방이 더 많아졌기 때문에 다이어트하기 전보다 더 흐트러진 몸매가 될 가능성이 있다.

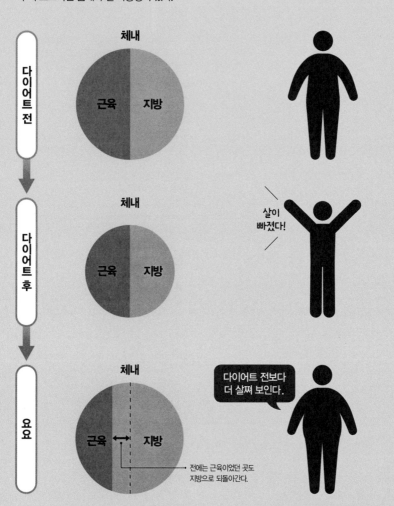

다이어트 전

체내

근육　지방

다이어트 후

체내

근육　지방

살이 빠졌다!

요요

체내

근육 ↔ 지방

→ 전에는 근육이었던 곳도 지방으로 되돌아간다.

다이어트 전보다 더 살쩌 보인다.

31

'무엇을 먹지 않는지'가 아니라, '무엇을 먹는지'가 중요

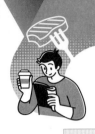

11 단백질을 섭취하면 지방이 잘 연소된다

단백질은 DIT의 비율이 높다

식사를 하고 잠시 후, 몸이 후끈후끈 따뜻해지는 것을 느낄 것이다. 이것은 식사로 섭취한 영양소가 체내에서 분해될 때에 열이 되어 소비되는 것이다. 체내에서 일어나는 이러한 반응을 '식사 유발성 열생산(Diet Induced Thermogenesis)'이라고 하며, 영어의 머리글자를 따서 'DIT'라고도 한다.

DIT에 의해 소비되는 에너지량은 한 끼의 에너지 공급량의 약 10%라고 한다. 그 비율은 영양소마다 다르며, 단백질은 섭취한 에너지의 약 30%나 되는 에너지가 DIT에 의해 소비된다. 탄수화물은 약 6%, 지방은 약 4%이기 때문에 단백질 섭취 후 에너지 소비량이 유난히 큰 것을 알 수 있다. 즉, 단백질을 섭취한 양만큼 지방도 연소가 잘되고 살이 빠지기 쉽다는 것이다.

또한 DIT는 근육이 많을수록 높아지는 것을 알 수 있다. 근육의 양은 기초대사량에도 비례하기 때문에 근육을 붙일수록 점점 더 에너지 대사가 좋은 몸이 될 수 있다.

그리고 음식을 잘 씹어 먹는 것도 DIT를 높이는 요령 중 하나이다. 양질의 단백질 덩어리인 살코기는 잘 씹어 먹는데 최적의 재료이다.

이러한 관점에서도 단백질의 섭취가 다이어트의 효율 향상에 도움이 된다고 할 수 있다.

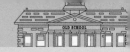

단백질을 섭취하면 에너지 소비가 증가한다

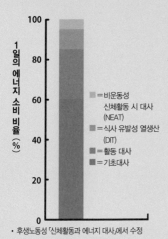

1일의 에너지 소비 비율 (%)

■ = 비운동성 신체활동 시 대사 (NEAT)
■ = 식사 유발성 열생산 (DIT)
■ = 활동 대사
■ = 기초대사

• 후생노동성 「신체활동과 에너지 대사」에서 수정

DIT(식사 유발성 열생산)이란?

음식을 소화, 흡수할 때에 내장이 활발하게 활동해 열이 만들어지고 에너지가 소비되는 것을 말한다. 식후 몸이 따뜻해지는 것은 이것 때문으로, 식후에는 안정을 하고 있어도 대사량이 증가한다.

《 **얼마나 에너지를 소비하는지는 영양소에 따라 다르다** 》

단백질	에너지 공급의	30%
탄수화물	에너지 공급의	6%
지방	에너지 공급의	4%

※일반적인 식사는 이들의 혼합이므로 약 10%라고 알려져 있다.

33

> 단백질을 많이 섭취하면 DIT로 소비되는 칼로리도 증가한다.

1일 2000kcal를 섭취하는 경우

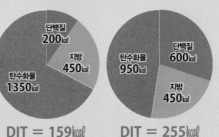

단백질 200kcal
지방 450kcal
탄수화물 1350kcal

DIT = 159kcal

탄수화물 950kcal
단백질 600kcal
지방 450kcal

DIT = 255kcal

총섭취 칼로리가 동일해도 DIT에 96kcal의 차이가!

1년 계속하면 **35,040kcal**, 약 **4.8kg** 줄일 수 있다!

단백질을 섭취하면 지방이 잘 연소된다

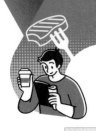

12 당질 제한 중에는 단백질이 더욱 중요!

에너지 부족을 방지해 근육을 유지

다이어트하기 위해 당질 제한을 하고 있는 사람은 단백질 섭취 방법에도 주의할 필요가 있다. 당질 제한의 목적은 밥이나 빵 등 당질을 많이 포함한 주식의 섭취를 피함으로써 혈당치의 급상승을 억제해 비만을 방지하는 것이다. 그러나 우리 몸에서 주요 에너지원으로 이용되고 있는 것은 당질이다. 당질 제한을 하면, 몸이 당질 부족이 되어 충분한 에너지를 만들 수 없게 된다. 그러면 몸은 그 부족분을 보충하려고 단백질과 지방을 분해해 에너지원으로 사용한다(이것을 당신생이라고 한다). 단백질이 분해된다는 것은 곧 근육도 분해된다는 것이다. 근육이 감소하면 기초대사량도 줄기 때문에 일단은 살이 빠져도 곧바로 요요를 반복하게 되는, 대사가 잘되지 않는 몸이 되어 버린다.

근육을 유지하면서 살이 잘 찌지 않는 몸을 만들기 위해서는 당질 제한에 의해 부족해진 에너지를 단백질이나 지방으로 제대로 보충하고, 전체적인 에너지 공급량을 너무 줄이지 않도록 해야 한다. 특히 운동 시에는 근육의 분해를 억제하기 위해 단백질을 충분히 섭취하는 것은 물론이고, 당질도 적당히 섭취해 에너지를 확보하는 것이 중요하다.

지나친 당질 제한은 피하고, 단백질과 지방도 균형 있게 섭취해 근육과 기초대사를 유지하는 것이 다이어트를 성공으로 이끄는 비결이다.

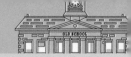

당질 제한 중에는 특히 단백질 부족에 주의!

당질(탄수화물), 단백질, 지방, 비타민, 무기질의 영양소는 각각 담당하는 역할이 다르다. 당질의 역할은 '에너지를 만드는 것'이므로 당질을 줄인 경우에는 그 대신에 에너지원이 되는 영양소가 필요하게 된다.

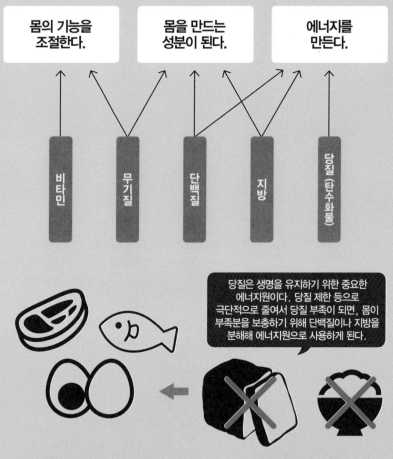

몸의 기능을 조절한다.

몸을 만드는 성분이 된다.

에너지를 만든다.

비타민 / 무기질 / 단백질 / 지방 / 당질 (탄수화물)

당질은 생명을 유지하기 위한 중요한 에너지원이다. 당질 제한 등으로 극단적으로 줄여서 당질 부족이 되면, 몸이 부족분을 보충하기 위해 단백질이나 지방을 분해해 에너지원으로 사용하게 된다.

단백질을 적극적으로 섭취하자

당질 제한을 한다면

13 단백질은 혈당치를 높이지 않는다

혈당치의 상승을 예방

혈당치란 혈액 내의 글루코스(포도당)의 수치를 말하며, 주로 식사에 의해 변동된다. 식후에는 누구나 혈당치가 올라가고, 오른 혈당치를 내려 일정한 값으로 유지하는 작용을 하는 인슐린이라는 호르몬이 분비된다.

당질이 많은 식사를 계속하면 과도한 당질의 섭취로 인슐린이 지나치게 분비되고, 남은 당질을 지방으로 바꾸어 세포에 축적시키게 된다. 더 위험한 것은 공복 시의 당질 섭취이다. 혈당치가 더 급격하게 오르기 쉽고, 급강하하는 성질이 있기 때문에 혈관을 손상시키거나 내장이 기능장애를 일으켜 당뇨병 등 여러 가지 질병을 일으키는 요인이 된다.

그러므로 단백질은 혈당치를 올리지 않는다는 좋은 점을 이용해야 한다. 고기나 생선을 비롯한 단백질 식재료는 당질을 거의 포함하지 않기 때문에 혈당치를 올리지 않으므로 식사 때 가장 먼저 먹거나 공복 시에 간식으로 딱 적합하다. 또한 배가 든든하고 포만감이 높으므로 과식 방지에 도움이 된다.

단, 단백질은 소화에 많은 시간이 소요되므로 소화·흡수를 돕는 '단백질 분해 효소'를 포함하고 있는 생강이나 마늘, 무 등과 함께 먹으면 위장의 부담이 경감된다. 스테이크에 마늘소스나 생선구이에 무즙이 함께 나오는 것도 이러한 이유 때문이다. 최소한 단품으로 먹는 것보다 맛있고 영양가도 높아진다.

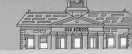

혈당치를 높이기 쉬운 당질

3대 영양소 '당질', '단백질', '지방'은 각각 혈당치에 미치는 영향이 아래의 그림과 같이 다르다. 식후 급격하게 혈당치를 올리는 것은 당질이다. 단백질은 3시간 후 쯤에 천천히 혈당으로 바뀐다. 지방은 소화에 시간이 걸리므로 혈당치를 가장 덜 상승시킨다.

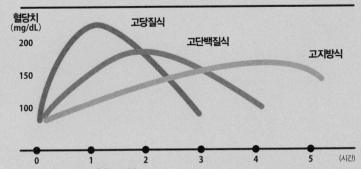

• 출처 : 월간당뇨병 2010.2.10, 70-7을 참고로 작성

먹는 순서로 혈당치의 상승을 늦춘다

생선 · 고기 · 쌀을 먹는 순서와 혈당치의 관계를 조사한 연구에서는 쌀밥 전에 고기 · 생선 요리를 섭취하면 쌀밥을 먼저 먹은 경우에 비해, 식후 4시간의 혈당치 상승을 억제할 수 있다는 것을 알 수 있었다.

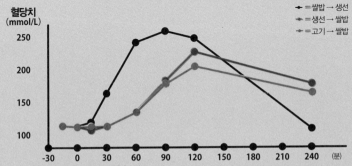

• 출처 : Kuwata H et al. Diabetologia(2016)에서 수정

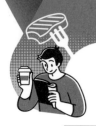

14 20~30대 이후에는 살찌는 사람이 크게 증가한다

20대부터 자연적으로 근육이 감소해 간다

사람의 근육은 20세까지는 의식적으로 운동을 하지 않아도 점점 늘어 간다. 게다가 학교생활에서 정기적으로 하는 운동이나 특별활동, 통학 등 근육이 더 발달하게 되는 요인이 많이 있다.

그러나 20~30대를 정점으로 근육량은 서서히 감소해 간다는 것을 알고 있다. 40세부터는 10년마다 약 8~10%가 감소해 가고, 70대는 10년 동안 15%나 감소한다. 이것은 단순히 운동할 기회가 줄어들기 때문이 아니라 몸의 자연적인 현상이라고도 할 수 있는 것으로, 매우 건강한 사람에게 일어나는 현실이다.

근육량이 감소해 가는 것은 1일 에너지 소비량의 60~70%를 차지하고 있는 기초대사가 감소해 가는 것이 되므로 40대에도 20대 때와 같은 양을 먹으면 당연히 살찌기 쉽다. 또한 근육에는 당을 가져와 저장하는 역할이 있다. 근육이 감소하면 그 허용량도 비례해 저하하므로 남은 당질은 체지방이 되기도 한다. 이것이 20대를 지나면 살이 찌는 사람이 크게 증가하는 이유이다.

물론 운동할 기회가 줄어들거나, 사회인이 되어 술을 마실 기회가 늘어나는 등 그 밖에도 살찌기 시작하는 요소는 있지만, 20대를 지나면 몸이 변화한다는 것을 자각하고 의식적으로 계단을 이용하거나 가까운 역은 걸어가거나 하는 등 꾸준한 노력이 필요하다.

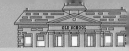

근육은 나이가 듦에 따라 감소해 간다

지금까지와 동일하게 생활을 해도 나이가 듦에 따라 근육량은 감소하고, 근력이 쇠퇴해 간다. 건강한 사람이라도 근육량은 20대를 정점으로 서서히 감소하기 시작, 50대 이후에는 급격히 감소하게 된다.

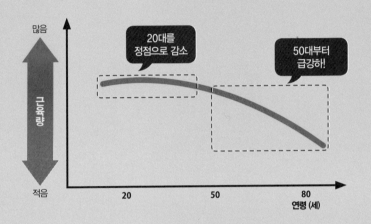

근육량이 감소하게 되는 원인은 다양

근육량이 쇠퇴해 가는 원인은 노화에 의한 것 이외에도 젊은 시절보다 운동할 기회가 부족한 것도 요인의 하나로 들 수 있다.

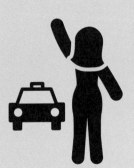

중장년

이동에 택시를 사용하는 경우도 많고, 운동의 기회가 적다.

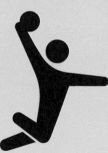

청년기

이동은 도보나 자전거를 많이 이용하고, 체육 수업에서 정기적인 운동을 한다.

20~30대 이후에는 실제는 사람이 크게 증가한다

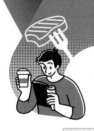

15 체중이 표준인데 예쁘게 보이지 않는 이유

체지방률이 높으면 몸매가 좋기 힘들다

표준 체중인데 왠지 스타일이 좋아 보이지 않아 고민하고 있거나, 혹은 과거와 현재 체중에 그다지 차이는 없는데 스타일이 나빠졌다고 느끼는 사람이 있다면, 그것은 근육량이 적거나 감소가 문제일 가능성이 크다.

매끈한 스타일의 좋은 몸을 만들기 위해서는 근육이 필요하다. 탄탄한 힙 라인이나 봉긋한 바스트도 근육이 없으면 만들 수 없다. 스타일을 좋게 보이기 위해 필요한 올바른 자세에도 근육이 중요하다. 애써 다이어트를 해도 근육이 적어 볼륨감 없는 스타일이 되어 버린다면 다이어트를 하는 의미가 있을까?

극단적으로 식사를 차단하는 등의 잘못된 다이어트는 근육량을 감소시킨다. 체중을 줄이는 것이 아니라, 체지방을 줄이는 것으로 인식을 전환해 몸을 만드는 데 가장 중요한 단백질은 반드시 섭취해야 한다. 체지방을 줄이는 다이어트는 비교적 긴 시간이 걸리지만, 요요가 잘 생기지 않는다는 기분 좋은 장점이 있다.

체지방은 고단백 저칼로리 식사와 운동(근육 트레이닝·유산소 운동)으로 줄일 수 있다. 최근 체육관 등에서 근육량부터 체지방률, 내장지방률까지 측정할 수 있는 것이 일반적으로 되어 있다. 여기서 자신에게 필요한 지표를 측정해 보는 것도 현명한 방법이다.

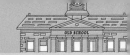

동일한 신장 · 동일한 체중이라도 몸속은 다르다

이전과 같은 체중이어도 외형이 전혀 다른 것은 몸의 근육과 지방의 비율이 다르기 때문에 지방은 근육보다 체적이 많으므로 동일한 체중이라도 느슨한 인상이 되어 버린다.

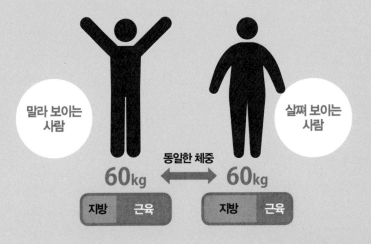

말라 보이는 사람

살쪄 보이는 사람

동일한 체중

60kg ← → 60kg

지방 근육 　 지방 근육

걱정이 되는 것은 BMI보다 체지방

외형을 좌우하는 것은 체중보다 근육량과 체지방률이다. 가정용 체중계도 약간의 오차는 있지만, 체지방과 근육량을 측정할 수 있다. 또한 지속적으로 측정하게 되면, 장기적인 변화 경향을 보는데 도움이 된다.

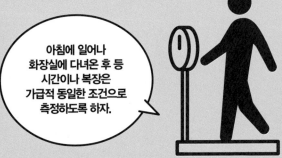

아침에 일어나 화장실에 다녀온 후 등 시간이나 복장은 가급적 동일한 조건으로 측정하도록 하자.

체중이 표준인데 외뚱게 보여지지 않는 이유

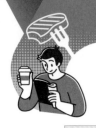

16 근육이 1kg 증가하면 꽤 살이 빠져 보인다

붓기도 줄어들고 매끈하게

근육을 늘린다는 것만으로 '울퉁불퉁해지고 싶지 않다', '살찌고 싶지 않다' 등 거부 반응을 나타내는 사람이 있지만, 예쁜 몸매를 만들기 위해서는 근육의 많고 적음이 깊이 관련되어 있다. 근육 1kg의 기초대사량은 13kcal라고 알려져 있다. 즉 근육이 1kg 증가하면 자연적으로 대사가 13kcal 높아진다는 계산이다. 그러나 실제로 근육 1kg을 늘리려고 하면 상당히 힘든 운동이나 근육 트레이닝이 필요하다. 단지 13kcal의 대사를 위해서라고 생각하면 손해 보는 느낌이 들지만, 근육이 늘어남으로써 생기는 이점은 그것만이 아니다.

다리에 근육이 1kg 증가하는 것만으로 꽤 탄탄한 인상이 된다. 근육의 라인이 예쁘게 나오기 때문에 외형으로는 살이 빠져 보인다. 이것은 40페이지에서도 소개한 것처럼 같은 체중이라도 체형이 다른 사람이 있다는 것에서 실감하는 사람도 많을 것이라 생각한다.

또한 붓기에는 근육의 작용이 크게 관여하고 있다. 종아리는 '제2의 심장'이라고 해서 중력을 거슬러 정맥혈을 심장 방향으로 밀어 올리는 '근육 펌프 작용'(밀킹 액션)이 있다. 이 작용이 쇠퇴하면, 혈액이 심장으로 돌아오기 어려워 혈액순환이 나빠지기 때문에 부종을 일으킨다. 적당하게 운동을 하거나 종아리에 근육을 붙이면 혈류가 개선되어 잘 붓지 않는 몸이 되는 것이다.

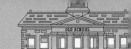

근육이 1kg 늘어나는 것만으로 세상이 변한다

근육 트레이닝 등의 운동에 의해 다리 근육이 1kg 증가한 경우, 근육의 라인이 생겨 다리가 예쁘고 가늘게 보이게 된다.

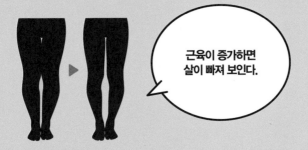

근육이 증가하면 살이 빠져 보인다.

종아리의 근육을 단련하면 잘 붓지 않는 몸이 된다

근육을 증가시키는 것까지는 아니더라도, 역시 근육 트레이닝이나 적당한 운동, 걷기는 혈류 향상에 효과적이다. 특히 심장으로 혈액을 되돌려 보내는 펌프의 역할이 있는 종아리 근육을 단련하면, 냉기나 부종의 개선과 피로에 강한 몸을 만드는 데 도움이 된다.

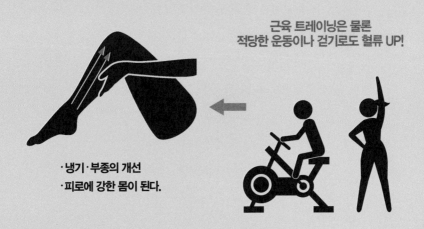

근육 트레이닝은 물론
적당한 운동이나 걷기로도 혈류 UP!

· 냉기·부종의 개선
· 피로에 강한 몸이 된다.

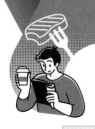

17 근육량이 많으면 많을수록 살이 잘 찌지 않는 이유

근육은 매일 합성으로 에너지를 소비한다

근육은 합성과 분해를 반복하면서 매일 조금씩 다시 만들어지고 있다. 예를 들면 운동을 하지 않아도 근육량을 유지하기 위해 전체량 중에 약 1.8%가 매일 다시 생겨난다. 그리고 근육이 다시 만들어질 때에는 근육 1kg당 약 541kcal나 되는 에너지가 필요하다.

알기 쉽게 근육량이 적은 사람과 많은 사람을 비교해 보자. 근육량이 적은 사람(12kg)의 경우 하루에 합성되는 근육의 양은 전체의 1.8%이므로, 약 0.22kg이 된다. 근육 1kg당 약 541kcal가 필요하므로 0.22kg이 다시 만들어질 때에 필요한 에너지는 약 119kcal가 된다. 마찬가지로 근육량이 많은 사람(23kg)의 경우는 하루에 합성되는 근육의 양은 0.41kg, 필요한 에너지는 약 222kcal가 된다.

에너지 소비의 차이는 한 눈에 알 수 있다. 하루에 103kcal의 차이가 있으며, 근육량이 많은 사람 쪽이 적은 사람보다 30일에 3090kcal의 에너지를 더 많이 사용하는 계산이 된다. 체지방 1kg은 7200kcal이므로 3개월에 1kg 이상 많은 체지방을 태울 수 있게 된다.

다이어트 중의 문제점은 운동 없이 탄수화물이나 단백질을 줄이는 식사 제한을 하면, 필연적으로 근육량이 줄고 앞에서 말한 근육량이 적은 몸이 되는 것이다. 이렇게 되면, 아무리 다이어트를 계속해도 살이 잘 빠지지 않는 데다, 식사량을 원래대로 되돌리면 지방만 늘어나는 악순환에 빠지기 쉽다.

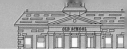

근육량이 늘어나면 에너지 소비량도 상승

근육의 전체량 중에 약 1.8%가 매일 다시 만들어진다. 근육량을 유지하기 위해 매일 합성과 분해가 반복되고, 1kg의 근육을 유지하기 위해 약 541kcal의 에너지가 필요하게 된다.

근육량이 적은 사람

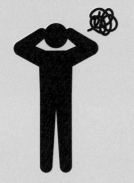

근육량이 많은 사람

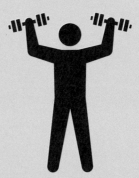

근육량 12kg, 합성량 0.22kg/일

119kcal/일

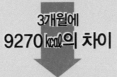

1일 103kcal의 차이!

근육량 23kg, 합성량 0.41kg/일

약 **222**kcal/일

3개월에
9270kcal의 차이

근육량이 적은 사람보다 1.3kg 이상 많은
체지방을 태울 수 있는 몸이 된다.

1년으로 환산하면 5kg 이상!

근육량이 많으면 많을수록 살이 잘 찌지 않는 이유

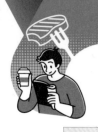

18 에너지 소비를 위해 운동하는 것은 비효율

살이 잘 빠지는 몸을 만들기 위해서는 식사 관리는 물론이고, 운동하는 것을 권하고 있다. 자세한 내용은 48페이지에서 소개했지만, 우선은 운동의 목적을 이해하는 것이 의욕과 꾸준함으로 이어진다.

결론부터 말하면, 운동의 목적은 눈앞의 에너지 소비를 높이기 위해서라기보다는 근육량의 증가와 유지를 위해 필요하다. 예를 들면 체중 50kg의 사람이 1시간 걷기를 하면, 158kcal 정도의 에너지가 소비되고 주먹밥 약 1개분의 운동량이 된다. 이것은 에너지 소비를 높인다는 의미에서는 그다지 이점이 없으며, 이 경우 주먹밥 먹는 것을 참는 편이 효율적이라고 느낄 수 있다.

단기적으로 생각하면 운동은 그다지 기대할 수 없는 것 같지만, 장기적으로 보면 여러 가지 장점이 있다. 요요 없이 살을 빼기 위해서는 기초대사를 높이는 것이 중요하다. 그리고 기초대사를 높이기 위해서는 근육량을 늘리는 것이 효과적이며, 그러기 위해서는 운동을 빼놓을 수 없다. 가령 근육량이 1kg 증가해도 겨우 13kcal 정도의 소비가 증가할 뿐이지만, 그 근육을 유지하기 위해 더 많은 에너지가 필요하므로 이전보다 살이 잘 찌지 않는 몸이 된 것을 실감할 수 있을 것이다. 또한 운동을 하면 뇌의 신경전달물질이 활성화돼 집중력이 향상되거나, 스트레스가 경감되거나 해서 행복감을 얻을 수 있다는 보고도 있다.

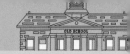

운동으로 소비할 수 있는 칼로리

걷기를 1시간 열심히 해도 소비할 수 있는 칼로리는 주먹밥 약 1개 정도, 달리기 1시간의 경우는 팬케이크 약 2장 정도뿐이다.

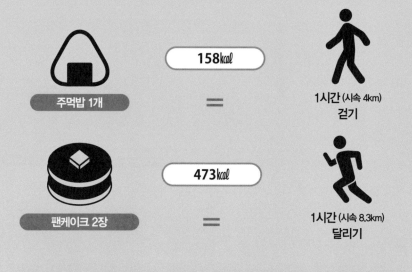

주먹밥 1개 = 158kcal = 1시간 (시속 4km) 걷기

팬케이크 2장 = 473kcal = 1시간 (시속 8.3km) 달리기

운동은 여러 가지 장점이 있다

생활습관병을 예방한다

근육량의 증가와 유지

리프레시 효과로 스트레스 경감

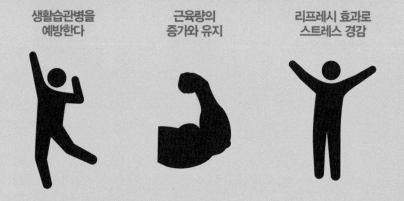

에너지 소비를 위해 연습해야 하는 것은 바로 밥

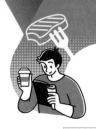

19 하루에 30회 앉았다 일어났다 하면 근육량이 증가한다

근육량을 늘리려면 역시 근육 트레이닝이 필요

근육량을 효율적으로 늘리기 위해서는 근육에 부하를 가하는 '근육 트레이닝'이 필수이다. 근육 트레이닝이라고 해도 헬스장에 다니거나, 기계를 사거나 할 필요는 없다. 여기서는 일이나 육아 등으로 제대로 시간을 내기 어려운 사람이라도 매일 생활 속에서 실현하기 쉬운 '의자를 사용하는 스쿼트'를 소개한다.

이 스쿼트는 이른바 근육 트레이닝의 이미지보다 소프트하지만, 몸의 3분의 2에 상당하는 근육이 모여 있는 하반신을 사용하는 동작이다. 일정량을 하면 근육량을 증가시키는 효과가 있으며 기초대사가 높아지게 된다. 이 운동이 익숙해져 쉽게 스쿼트를 할 수 있게 되면, 보다 근육에 부하를 주는 '의자 없는 스쿼트'로 단계를 높여 보자. 포인트는 하체에 부하를 느끼면서 천천히 동작을 반복하는 것이다. 또한 올라가는 동작보다 내려가는 동작에 시간을 들여야 한다. 즉 의자에 앉는 동작(내려가는 동작)에 가급적 시간을 들여서 해보자.

스쿼트도 힘들다고 느끼는 사람은 하루의 활동량을 늘리는 것부터 시작한다. 출퇴근 시에 에스컬레이터를 타지 말고 계단을 이용하거나, 한 정거장 정도 걷거나, 평소보다 보폭을 5㎝ 크게 해서 걷거나 하는 등 생활 속에서 할 수 있는 운동을 의식적으로 늘린다. 많은 근육량 상승은 바랄 수 없지만, 근육량 유지는 가능하다.

간단한 스쿼트 방법

⊙ 의자를 사용하는 스쿼트

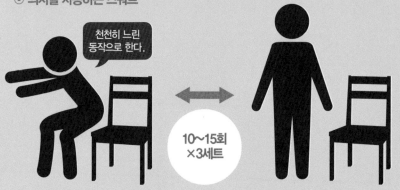

천천히 느린 동작으로 한다.

10~15회
×3세트

의자 앞에 서서 양 다리를 어깨 폭 정도로 벌리고, 양 팔을 앞쪽으로 뻗는다. 엉덩이를 내밀면서
천천히 의자에 앉는다 → 일어난다 → 앉는다의 동작을 10~15회 반복한다.

◎ 의자 없는 스쿼트

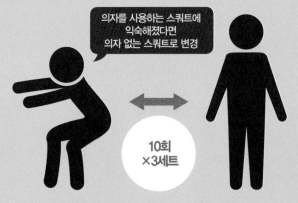

의자를 사용하는 스쿼트에
익숙해졌다면
의자 없는 스쿼트로 변경

10회
×3세트

양 다리를 어깨 폭 정도로 벌리고 서서 양팔을 앞으로 뻗는다. 의자에 앉는 것처럼 엉덩이를
내밀면서 허리를 내린다. 허벅지가 지면과 평행이 되면 정지하고, 원래 자세로 되돌아온다.

49

하루에 30회 앉았다 일어났다 하면 근육량이 증가한다

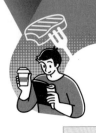

20 수면 시간이 짧으면 살이 찐다

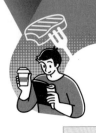

20 수면 시간이 짧으면 살이 찐다

비만이 될 확률이 70% 이상 상승

운동은 수면의 질을 높인다는 장점도 있다. 현재 일본인의 약 20%가 불면증 증상에 고민하고 있으며, 후생노동성의 조사에 따르면 1일 수면 시간이 6시간 미만인 비율은 39.2%로, 수면을 단시간에 끝내는 사람이 해마다 증가하고 있다.

그리고 수면 시간의 단축이 비만의 확률을 증가시킨다고 한다. 평균 수면 시간이 6시간인 사람은 7시간인 사람에 비해 비만이 될 확률이 23% 높고, 또한 5시간인 사람은 50%, 4시간 이하인 사람은 73%나 증가한다. 그 이유는 수면 부족은 인슐린 저항성을 일으켜, 식후의 혈당치 조절이 잘 되지 않기 때문이다.

또한 수면 부족이나 수면의 질 저하에 의해 운동량이 감소하고, 에너지 소비량이 떨어지게 된다. 게다가 수면 부족은 식욕을 억제하는 작용이 있는 호르몬 '렙틴'의 분비를 저하시키고, 식욕이 솟는 호르몬 '그렐린'의 분비를 늘린다. 즉 충분한 수면을 취하지 않으면 에너지 소비가 저하되어 있음에도 불구하고, 먹는 양이 늘어 체중이 증가하게 된다.

수면의 질을 높이고 다음날 상쾌하게 일어나기 위해서는 운동을 권장한다. 근육 트레이닝의 경우는 주 1회만으로도 효과가 있다는 것이 확인되어 있다. 덧붙여서 저녁 9시 이후의 운동은 교감신경이 자극되어 각성도가 높아지게 되므로 저녁에 운동을 한다면 저녁 8시까지 끝내는 것이 좋다.

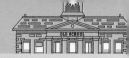

수면 시간이 짧을수록 살이 찌기 쉽다

7시간 수면을 취하고 있는 사람에 비해 6시간, 5시간, 4시간으로 짧아질수록 평균 BMI도 높아지고 있는 것으로 밝혀져 있다.

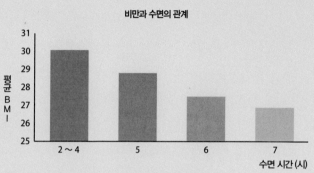

비만과 수면의 관계

세로축: 평균 BMI (25~31)
가로축: 수면 시간 (시) — 2~4, 5, 6, 7

- 출처 : James E,et al.(2005), Sleep, Oct;28(10):1289-96.를 참고로 작성

적절한 시간 동안 질 좋은 수면을 취하자

⊙ 너무 많이 자도 몸에 악영향을 미친다?

	적절한 수면 시간
18세 이상	7~9시간
65세 이상	7~8시간

(미국의 National Sleep Foundation가 제창)

일본 국내에서 10만 명 정도의 중장년자를 대상으로 한 연구에서는 7시간 수면을 취한 군과 비교해, 수면 시간이 4시간인 군과 10시간인 군은 질환 등에 의한 사망률이 증가했다. 즉, 수면 시간이 너무 짧아도 길어도 건강에는 부정적인 효과가 있는 것 같다.

⊙ 질 좋은 수면에는 운동을 권장

유산소 운동(걷기나 조깅 등)과 근육 트레이닝은 수면의 질을 개선한다. 근육 트레이닝의 경우는 운동 강도(운동의 길이와 횟수, 사용하는 아령의 무게 등)가 낮아도 개선 효과가 확인되어 있다.

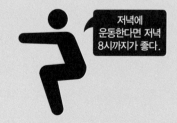

저녁에 운동한다면 저녁 8시까지가 좋다.

21 콩이 다이어트에 효과적인 이유

성장 호르몬의 분비를 활발하게 하는 아르기닌

아르기닌은 비필수 아미노산의 하나이지만, 체내에서는 합성량이 적어 필수 아미노산과 함께 식사에서 적극적으로 섭취해야 하는 영양소이다.

이 아르기닌은 혈관 내에서 일산화질소(NO)의 생성을 촉진하고, 동맥을 유연하게 확장해 주므로 동맥경화나 뇌경색, 혈압의 안정화에 효과가 있는 것으로 알려져 있다. 또한 성장 호르몬의 분비를 활발하게 하는 것으로도 알려져 있다. 어른에게는 비필수 아미노산인 아르기닌도 아이들의 성장기에는 빼놓을 수 없는 필수 아미노산이 된다. 하지만 어른이 되고 나서도 중요한 역할을 하는 것으로 알려져 있으며, 주요 기능은 질병에 대한 저항력이나 면역력을 높여 신진대사를 촉진하는 등의 건강 효과와 다이어트에 빼놓을 수 없는 지방을 연소시키는 힘을 높이는 것을 들 수 있다.

아르기닌이 많이 함유된 식품은 콩제품이나 어패류, 육류 등이지만, 다이어트의 관점에서 보면 지방이 적은 콩제품을 권한다. 또한 아르기닌 섭취와 함께 성장 호르몬의 분비를 촉진하는 것이 질 좋은 수면이다. 저녁 10시~새벽 2시 사이에 성장 호르몬이 가장 많이 분비된다고 알려져 있으며, 이 골든 타임의 수면이야말로 다이어트에 효과적이므로 권장되고 있는 이유이기도 하다. 그러나 수면을 충분히 취해도 성장 호르몬은 나이가 듦에 따라 점점 분비량이 줄어들기 때문에 특별히 의식하고 아르기닌을 섭취하는 것이 필요하다.

콩이 다이어트에 권장되는 이유

저지방 · 저칼로리인 것이 많다

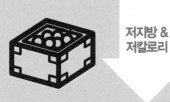

저지방 &
저칼로리

동물성 단백질에 비해 저지방, 저칼로리의 것이
많기 때문에 많이 먹어도 살이 잘 안찌는 장점
이 있다.

아르기닌이 풍부

콩제품에는 지방 분해에 관련된 호르몬의 분비
를 높이는 작용을 하는 아르기닌이 함유되어
있다.

아르기닌이 풍부하게 함유되어 있는 콩제품

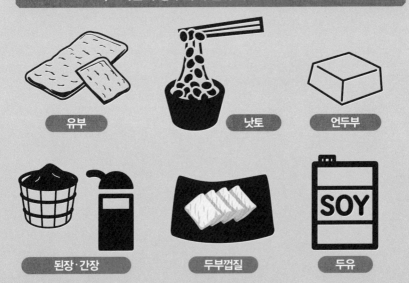

유부

낫토

언두부

된장 · 간장

두부껍질

두유

22 피부의 생기와 윤기를 원한다면 화장수보다 단백질

피부를 만드는 기초가 되는 단백질

단백질은 근육은 물론, 피부와 머리카락, 손톱을 만드는 등 미용을 위해서도 빼놓을 수 없는 영양소이다. 예를 들면 피부에 생기와 윤기가 부족하다고 느낀다면 평소보다 비싼 화장수와 고기능 미용액의 구입을 검토하는 것도 좋지만, 우선은 자신의 식사를 되돌아보고 필요한 영양소를 제대로 섭취하고 있는지 생각해 보는 것도 필요하다. 피부 미용에 효과적인 영양소라고 하면 비타민 A, 비타민 C와 비타민 B군을 들 수 있다. 그러나 중요한 피부를 만드는 재료가 되는 것은 단백질뿐이다.

체내에서 여러 가지 역할을 하고 있는 단백질이지만, 장에서 소화된 아미노산은 혈액을 타고 간으로 운반된다. 그런 관점에서 생각하면, 아미노산은 우선 먼저 내장과 혈액에 도달하고 다음으로 몸의 각 조직으로 운반돼 근육과 뼈, 피부와 머리카락을 만드는데 사용된다. 그러므로 피부가 거칠거나 머리카락이 가늘어지거나, 손톱이 갈라지거나 하는 등의 증상이 나타나면 단백질 부족을 의심해도 좋을지 모른다. 특히 다이어트를 위해 식사 제한을 하고 있는 사람은 단백질이 부족하기 쉽다. 또한 정기적으로 운동을 하고 있는 사람은 보통의 사람보다 더 많은 섭취량이 필요하다. 예뻐지기 위해 다이어트를 하고 있는데, 피부가 쭈글쭈글해지거나 이전보다 늙어 버리면 의미가 없다. 매일의 섭취량을 기준으로 제대로 섭취해 건강한 피부와 머리카락을 유지하도록 하자.

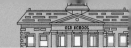

단백질이 우선적으로 사용되는 곳

단백질은 소화된 후 우선은 내장과 혈액에 도달하고, 그 후 뼈와 근육, 피부, 머리카락 등을 만들기
위해 사용된다.

◉ 내장 · 혈액　　　　　　　　◉ 각 조직

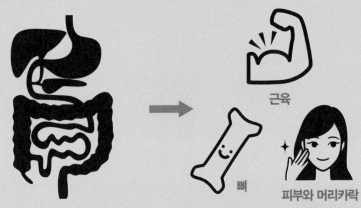

근육

뼈

피부와 머리카락

55

고가의 화장품이나 에스테틱보다 영양소 섭취를

아무리 몸의 바깥쪽에서 작용을 해도 몸속에 충분한 재료가 없으면 효과도 반감하게 된다.

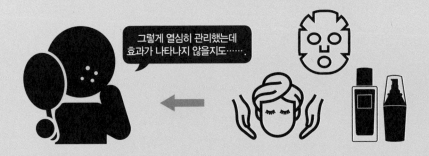

그렇게 열심히 관리했는데
효과가 나타나지 않을지도…….

피부의 생기와 윤기를 원한다면 화장수보다 단백질

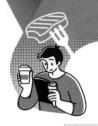

23 탱탱한 콜라겐도 실제로는 단백질이었다

그대로 먹어도 별로 의미가 없다

상어지느러미나 족발, 닭날개 등 콜라겐이 풍부한 재료는 피부에 매우 좋을 것 같은 이미지이지만, 콜라겐이 단백질로 이루어져 있다는 것을 알고 있을까? 인간의 피부는 가장 바깥쪽의 '표피', 표피 아래에 있는 '진피', 가장 안쪽에 있는 '피하조직' 등 여러 층이 겹쳐서 이루어져 있다.

피부의 생기와 탄력을 만들어내는 것은 진피에 있는 콜라겐(아교섬유)과 엘라스틴(탄력섬유)으로 모두 단백질로 구성되어 있다. 섬유의 대부분을 차지하는 콜라겐은 진피층에 그물코 모양으로 둘러쳐 있으며, 엘라스틴은 이 콜라겐의 그물코 부분을 연결해 고정하는 역할을 담당하고 있다.

나이가 듦에 따라 피부가 약해지는 것은 이 콜라겐과 엘라스틴이 파괴되어 탄력을 잃기 때문이다. 또한 단백질 부족이 건조와 주름, 처짐 등의 노화 현상을 일으키게 되는 하나의 요인이 되기도 한다.

콜라겐이 풍부한 식재료는 그대로 피부의 콜라겐도 생성해 줄 것 같은 느낌이 들지만, 그다지 유익한 연구 결과가 나와 있지 않은 것도 사실이다. 피부를 위해서는 콜라겐의 재료인 양질의 단백질을 섭취하는 편이 효과적이다. 그리고 단백질에서 콜라겐을 생성할 때에 반드시 필요한 것이 비타민 C와 철이며, 이 세 가지를 함께 섭취하는 것이 중요하므로 맛있게 먹을 수 있는 조합을 연구해 적극적으로 섭취함으로써 고운 피부를 목표로 해보자.

피부의 구조

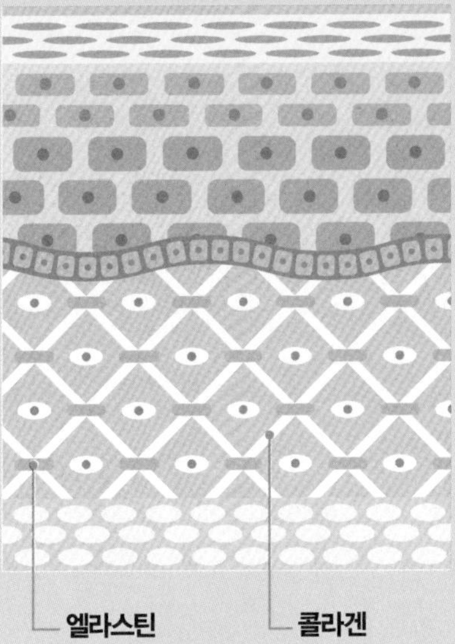

표피
가장 외기에 가까운 부분으로,
피부의 방어 기능을 담당하고 있다.
나이가 듦에 따라 두꺼워진다.

진피
섬유와 기질 성분으로 구성되어
있다. 피부의 생기와 탄력을
만들어내는 섬유의 대부분은
콜라겐이고, 나머지가 엘라스틴이다.

피하조직
3층 구조의 가장 안쪽에 있는
조직으로, 피부에 영양을 공급하거나
노폐물을 배출하거나 한다.

엘라스틴　　　**콜라겐**

콜라겐을 생성하기 위해 필요한 영양

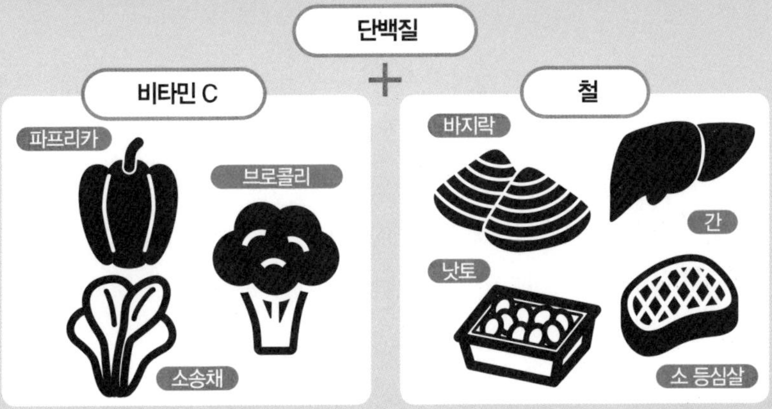

단백질

비타민 C

철

파프리카

브로콜리

소송채

바지락

간

낫토

소 등심살

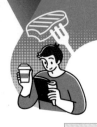

24 빈혈의 원인은 단백질 부족?!

적혈구의 주요 구성 물질은 단백질이었다

창백한 피부와 현기증이 난다고 들으면 가장 먼저 '빈혈'이라는 단어가 떠오르지만, 이것에도 단백질이 관계하고 있을지도 모른다는 것은 의외로 알려져 있지 않은 이야기이다.

빈혈의 대부분은 '철결핍성 빈혈'로, 이것은 혈액 중의 적혈구가 적어지기 때문에 산소를 운반하는 능력이 저하되는 질병이다. 생리로 철분을 잃는 여성에게 많으며, 여성의 약 20%가 빈혈인 것으로 알려져 있다. 빈혈이 되면 몸속의 조직에 산소 부족이 일어나, 쉽게 피곤해지거나 식욕이 없어지거나 짜증이 나는 등의 증상이 나타난다.

적혈구의 주요 구성 물질인 헤모글로빈은 혈중에서 산소를 전신에 운반해 주는 중요한 역할을 담당하고 있다. 헤모글로빈이란 헴(철)과 글로빈(단백질)의 복합체로 헴단백이라고 하는 이름이 있듯이 단백질 그 자체이다. 그러므로 단백질이 부족하면 필연적으로 적혈구를 만들지 못해 빈혈이 되는 경우도 있다.

물론 빈혈을 일으키는 것은 단백질 부족만은 아니다. 철, 비타민 B_{12}, 엽산 등의 부족이나 위궤양, 위암 등 소화기계의 질병, 신장 기능의 저하에 의한 것 등 여러 가지 케이스를 생각할 수 있다. 균형 잡힌 식사를 제대로 섭취해도 빈혈이 계속되는 경우에는 병원에서 진찰을 받는 것도 필요하다.

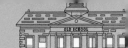

방치해 두면 실제로는 무서운 빈혈

자각 증상이 적은 빈혈이지만, 다음과 같은 증상이 보인다면 혹시 빈혈인지도 모른다. 치료하지 않고 방치하면 자궁근종 등 여성 특유의 질병이나 위궤양, 간경변과 같은 질병의 원인이 되기도 한다.

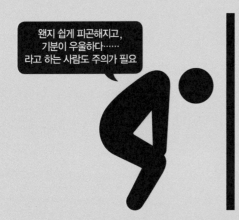

왠지 쉽게 피곤해지고,
기분이 우울하다······
라고 하는 사람도 주의가 필요

주요 증상

- 쉽게 피곤하고 나른함
- 우울한 기분
- 숨이 참
- 창백한 피부
- 인지능력 장애
- 심장 두근거림·호흡 곤란
- 어지러움·현기증
- 팔다리의 저린 감각이나 차가움
- 손톱이 약함

59

헤모글로빈도 단백질에 의해 만들어진다

혈액 중 세포의 대부분은 적혈구로, 적혈구 중에 있는 색소 성분 헤모글로빈은 산소를 몸속의 조직에 운반하는 작용을 하고 있다. 헤모글로빈이 부족하면 산소를 충분히 운반할 수 없기 때문에 빈혈 상태가 된다.

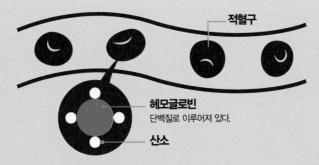

적혈구

헤모글로빈
단백질로 이루어져 있다.

산소

빈혈의 원인은 단백질 부족?!

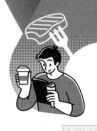

25 평생 걷고 싶다면 단백질을 먹어야 한다

단백질 부족이 생명을 위태롭게 할지도 모른다

중년이 되면 건강을 위해 몸의 근력이 약해지는 것을 방지하기 위해 걷기 등의 운동을 시작하는 분도 많을 것으로 생각하는데, 매끼 일정량의 단백질 섭취가 전제되어야 한다. 만약 아침식사를 거르거나, 단백질을 섭취하지 않고 걷기를 하고 있는 분이 있다면 매우 위험하다. 원래 근육에 가야 할 영양이 에너지로 사용되어 점점 근육이 감소해 버린다.

단백질 섭취량이 고령이 되고 나서는 특히 중요하다는 것을 알 수 있는 데이터가 있다. 미국에서 2000명이 넘는 70~79세의 노인을 대상으로 실시한 3년간의 추적 조사 데이터에서는 대다수의 고령자가 3년 동안 크게 제지방량(주로 근육량으로 인식되고 있다)이 감소했다. 그렇지만 일부 고령자에서는 감소율이 완만했다. 이 대상자의 식생활을 상세하게 조사한 결과 근육의 감소율이 적은 것은 단백질을 가장 많이 섭취하고 있던 고령자 그룹으로, 1일 총 단백질 섭취량의 평균이 1.1g/kg 체중이었다. 한편, 단백질 섭취량이 가장 적었던 그룹은 1일 총 단백질 섭취량의 평균이 0.79g/kg 체중이었다. 그 근육량을 비교하면 약 40%나 되는 차이가 있음을 알 수 있었다. 이 작은 섭취량의 차이로 근육이 감소하는 속도가 빨라진다고는 생각도 못해 봤을 것이다. 그만큼 매끼의 단백질 섭취량은 중요하다.

단백질 부족에 빠지지 않도록 하자

건강을 위해 걷기나 스포츠를 하는 것은 권장하지만, 매끼 단백질 섭취도 근력 유지를 위해 반드시 필요한 조건이다.

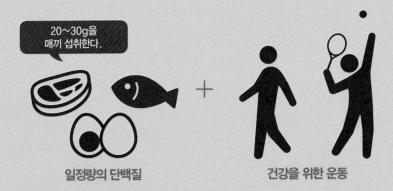

> 20~30g을
> 매끼 섭취한다.

일정량의 단백질   건강을 위한 운동

식생활에서 제대로 단백질을 섭취하고 있는지를 검토해 보자

단백질 섭취량의 평균이 가장 적었던 그룹과 비교해 많았던 그룹은 근육의 감소가 약 40%나 적었다.

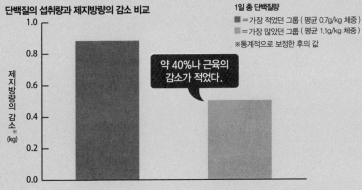

단백질의 섭취량과 제지방량의 감소 비교

제지방량의 감소※ (kg)

1일 총 단백질량
- ■ = 가장 적었던 그룹 (평균 0.7g/kg 체중)
- ■ = 가장 많았던 그룹 (평균 1.1g/kg 체중)
- ※통계적으로 보정한 후의 값

> 약 40%나 근육의
> 감소가 적었다.

※일반적으로는 근육량의 지표로서 생각되고 있다.

• Houston, DK et al. Am. J. Clin. Nutr. 87:150–155, 2008.을 기초로 작성

근육이 더 잘 붙고 살이 빠지는 것은 어느 쪽? ②

Ⓐ 그릭요거트   vs   Ⓑ 성분무조정 두유

Answer Ⓐ

그릭요거트는 동물성 단백질이 풍부하며 100g당 10g 전후이다. 한편, 무조정 두유의 단백질은 식물성 단백질이 100g당 약 3.6g 정도이다. 식물성보다 동물성 단백질이 근육이 잘 붙고, 살이 잘 빠지는 몸이 된다.

Ⓐ 밥·된장국·낫토   vs   Ⓑ 베이컨에그·토스트·우유

Answer Ⓑ

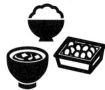

Ⓑ의 서양식 메뉴는 속이 든든하고, 근육이 잘 붙는 동물성 단백질을 풍부하게 섭취할 수 있다. 건강하고 지방이 낮은 Ⓐ의 일본식은 조금 단백질이 부족하기 때문에 일본식 아침식사의 경우는 달걀이나 치즈를 곁들이면 좋다.

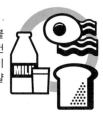

Ⓐ 피자토스트   vs   Ⓑ 팬케이크

Answer Ⓐ

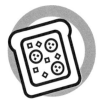

양쪽 모두 고칼로리의 아침식사이지만, 단백질을 많이 섭취할 수 있는 것은 Ⓐ의 피자토스트이다. 치즈와 햄 등 양질의 단백질을 섭취할 수 있다. Ⓑ는 달걀과 우유 등을 사용하고 있지만, 밀가루에 섞여 있을 뿐이므로 단백질의 섭취량은 적다.

제 3 장

매일의 식사로
단백질을 섭취하는 비법

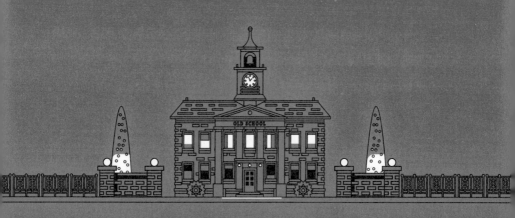

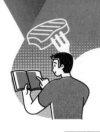

26 단백질의 필요량은 사람마다 다르다!

체중 1kg당 0.9g을 기준으로

우리는 하루에 어느 정도 양의 단백질을 섭취하면 좋을까? 후생노동성이 책정한 '일본인의 식사 섭취 기준(2015년판)'에 의하면, 1일의 단백질 권장량은 18세 이상의 남성 60g, 여성 50g으로 되어 있다.

그러나 이 수치는 많은 사람들의 평균에서 산출된 표준값으로 엄밀하게 말하면 그 사람에게 필요한 단백질의 양은 신체활동 수준과 몸의 크기에 따라 각각 다르다. 주로 사무직이나 가사를 하고, 통근이나 쇼핑, 때때로 가벼운 운동 등을 하는 신체활동 수준이 '보통'인 사람의 경우에는 1일에 필요한 단백질의 양은 체중 1kg당 약 0.9g이다. 체중 60kg의 사람이라면 1일에 54g을 기준으로 섭취하면 된다.

한편, 임신·수유기의 여성이나 몸이 큰 사람, 몸을 움직이는 일에 종사하는 신체활동 수준이 '높은' 사람은 더 많은 단백질이 필요하게 된다. 그 중에서도 자주 근육 트레이닝을 하는 사람이나 활발한 운동 습관이 있는 사람은 체중 1kg당 최대 1.6g의 단백질 섭취가 이상적이라고 한다. 또한, 고령자도 필요 섭취량이 많아 1.06g이다.

근육을 비롯해 혈관과 장기, 뼈와 피부, 머리카락, 호르몬 등 몸을 구성하는 모든 조직의 재료로서 필수적인 단백질이다. 자신의 신체 활동 수준과 체격에 맞는 단백질의 양을 알고 적절하게 섭취하는 것이 중요하다.

자신에게 필요한 단백질량은?

> 기준

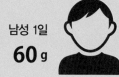

남성 1일
60 g

여성 1일
50 g

⊙ 신체활동 수준이 '보통'인 사람의 경우[1]

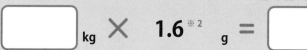

체중

□ kg **✕** **0.9** g **=** □ g

1일에 필요한 단백질량

※1 신체활동 수준이 보통이란 주로 앉아서 일을 하지만, 통근이나 쇼핑 등의 이동이나 가사 노동 등으로 1일 총 2시간, 업무 중 직장
      내의 이동으로 총 30분 정도를 쓰고 있는 상태 등을 가리킨다.

⊙ 운동이나 근육 트레이닝을 하는 사람의 경우

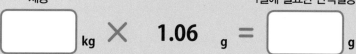

체중

□ kg **✕** **1.6**[2] g **=** □ g

1일에 필요한 단백질량

※2 활동량에 따라 1.0~2.2g의 폭이 있다.

⊙ 고령자의 경우[3]

체중

□ kg **✕** **1.06** g **=** □ g

1일에 필요한 단백질량

※3 70세 이상 고령자의 권장이다.

단백질은 손바닥 크기로 측정할 수 있다

고기나 생선이라면 손바닥 크기당 20g

하루에 필요한 단백질 양의 표준은 50~60g, 많은 사람은 90g 정도이다. 한 끼로 치면, 20~30g이다. 이 필요량을 충족시키려면 어떤 식품에 어느 정도 양의 단백질이 포함되어 있는지를 알아둘 필요가 있다. 하지만 식사 때마다 음식 모두의 단백질량을 계산하는 것은 불가능하다. 그래서 파악해 둬야 하는 것이 식품 1인분의 분량과 거기에 포함된 단백질의 양이다. 이 수치를 대충 머리에 넣어 두면, 단백질이 충분한지 어떤지 식단을 짤 때의 기준으로 삼을 수 있는 것이다.

예를 들면 S 사이즈(50g)의 달걀 1개, 컵 1잔(200㎖)의 우유, 반찬 1접시(100g)의 두부에는 각각 6~7g, 안심 스테이크 1덩어리(100g)에는 약 20g의 단백질이 포함되어 있다.

이와 같이 평소 잘 먹는 식재료에 대해서는 1인분당 단백질량을 미리 머리에 넣어 두면 편리하다. 한편, 조리되거나 잘라진 고기와 생선의 경우에 기준이 되는 것이 자신의 손바닥이다. 전체적으로 손바닥과 동일한 크기가 되는 것이라면 중량은 약 100g, 포함된 단백질은 약 20g으로 추측할 수 있다.

필요한 단백질을 섭취하고 있는지를 대략적이라도 파악해, 부족한 경우에는 적절하게 보충하는 습관을 붙이는 것이 중요하다.

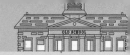

눈대중으로 알 수 있는 단백질량

매일 섭취해야 하는 것은 육류, 어패류, 달걀, 우유·유제품, 콩·콩제품의 5대 식품군이다. 이러한 식품에 어느 정도의 단백질이 들어 있는지를 기억해 두면 편리하다.

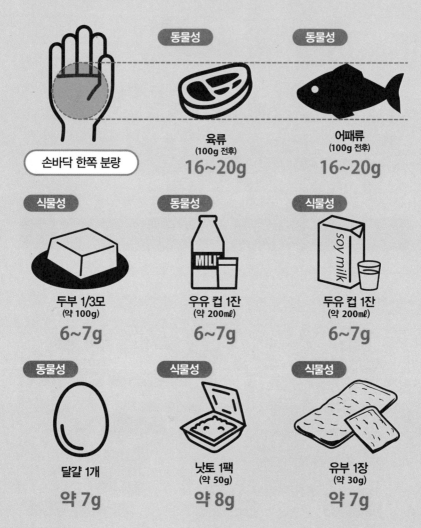

손바닥 한쪽 분량

동물성

육류
(100g 전후)
16~20g

동물성

어패류
(100g 전후)
16~20g

식물성

두부 1/3모
(약 100g)
6~7g

동물성

우유 컵 1잔
(약 200mℓ)
6~7g

식물성

두유 컵 1잔
(약 200mℓ)
6~7g

동물성

달걀 1개
약 7g

식물성

낫토 1팩
(약 50g)
약 8g

식물성

유부 1장
(약 30g)
약 7g

67

단백질은 손바닥 크기로 측정할 수 있다

28 한 끼의 섭취량은 너무 많아도, 너무 적어도 NG!

한 끼당 20~30g을 지킨다

하루에 필요한 단백질은 세 끼의 식사에서 골고루 섭취하는 것이 정답이다. 특히 근육을 붙이고 싶은 경우에는 한 끼당 섭취량에 신경을 쓸 필요가 있다. 신체활동 수준이 높은 사람으로, 체중 1kg당 1.6g의 단백질량으로 환산하면 체중 60kg의 사람은 1일 96g, 한 끼당 32g이 목표이다.

한 끼당 단백질 섭취량은 너무 많아도 너무 적어도 안 된다. 예를 들면 1일 96g을 한 끼에 모아서 섭취하려고 해도 양이 너무 많아 현실적이지 않으며, 체내에서 다 이용하지 못해 남은 양은 배출되어 버린다. 반대로 20g이 되지 않는 소량을 소분해 섭취해도 그다지 의미가 없다. 근육의 합성은 단백질을 섭취해 아미노산의 혈중 농도가 올라가는 것으로 시작된다. 그러나 단백질 섭취량이 충분하지 않으면 아미노산의 혈중 농도가 올라가지 않아, 결과적으로 근육 합성의 스위치가 켜지지 않는 것이다. 그뿐 아니라 단백질 부족으로 근육의 분해가 시작된다.

아미노산의 혈중 농도를 유지하기 위해서는 하루 세 끼의 식사 때마다 20~30g의 단백질을 모아서 섭취하는 것이 중요하다. 거기에는 고기나 생선을 중심으로 식단을 짜는 것이 효율적이다. 살코기 100g으로 섭취할 수 있는 단백질은 약 20g이며, 이것에 반찬과 유제품을 보충하면 근육 합성에 필요한 단백질은 충분히 섭취하고 있다고 할 수 있다.

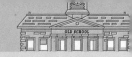

단백질은 모아서 섭취해도 OK?

만일 하루에 필요한 단백질량 60g을 한 번에 섭취한다면 안심 스테이크를 약 300g 먹을 필요가 있어 그다지 현실적이지 않다. 또한 공복 시에는 근육의 단백질 분해가 증가하기 때문에 근육의 감소로 이어지기 쉽다.

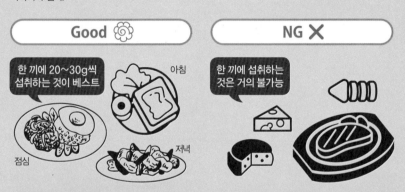

소량을 소분해서 섭취하는 것도 별로

한 번에 섭취하는 단백질의 양이 너무 적으면 근육의 합성 스위치가 작동하지 않으므로 자주 섭취하는 것이 아니라 20~30g의 단백질을 식사 때마다 섭취하도록 하자.

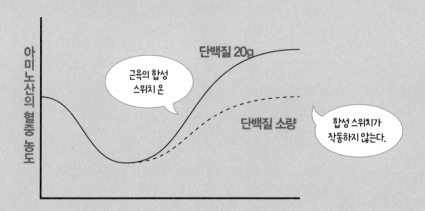

한 끼의 섭취량은 너무 많아도 너무 적어도 NG!

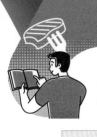

29 비타민 D는 함께 섭취하면 근육량 증가에 도움이 된다

비타민이나 당질로 근육 합성을 지원

　　근육을 붙이는데 필요한 영양소는 단백질만은 아니다. 건강을 유지하면서 근육을 효율적으로 키우기 위해서는 근육의 합성을 지원하는 다른 영양소도 함께 섭취하는 것이 중요하다. 단백질과 함께 혹은 각각의 단백질에 포함되어 있지 않으므로 의식적으로 섭취하면 좋은 영양소로는 다음과 같은 것이 있다.

　　칼슘의 흡수를 도와 뼈와 치아에 전달하는 역할을 하는 '비타민 D'는 근육의 합성에 관여하는 비타민이다. 비타민 D는 햇볕을 쬐면 체내에서 만들어지지만, 어패류나 버섯 등의 식품에서도 섭취가 가능하다. 단백질과 함께 섭취하면 근육의 합성을 더욱 촉진할 수 있다.

　　또한 트레이닝에 의한 근육 피로에 효과적인 '비타민 B군'도 적극적으로 섭취하면 좋은 영양소이다. 특히 '비타민 B_1'은 몸에 쌓인 피로 물질을 에너지로 바꾸는 지원을 하기 때문에 피로나 나른함이 남지 않게 된다.

　　그리고 역시 중요한 것이 '당질'이다. 최근에는 다이어트를 위해 당질 제한을 하면서 트레이닝을 하는 사람을 많이 볼 수 있다. 그러나 당질 제한에 의한 에너지 부족은 근육 분해를 촉진하게 된다. 애써 운동한 것이 물거품이 되지 않도록 당질도 적당히 섭취하는 것이 근육의 성장에는 반드시 필요하다.

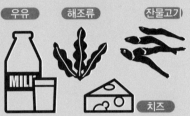

단백질과 함께 섭취하면 좋은 영양소

⊙ 비타민 D

비타민 D는 근육의 합성에도 관여하는 것으로 주목받고 있으며, 햇볕을 쬐면 체내에서도 만들어진다.

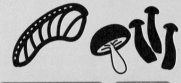

어패류 (연어나 정어리 등)   버섯류

⊙ 칼슘

칼슘은 뼈와 치아를 구성하는 것으로 신경의 기능이나 근육의 수축에도 관여하고 있다.

우유   해조류   잔물고기

MILI   치즈

⊙ 비타민 C

단백질의 합성을 돕고, 스트레스 호르몬의 대사에도 관여한다. 또한 활성산소의 작용을 막는 항산화 물질도 가지고 있다.

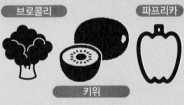

브로콜리   파프리카   키위

⊙ 비타민 B군

단백질, 당질, 지방의 대사를 지원하는 영양소로, 여분은 소변을 통해 배출되므로 결핍되지 않게 자주 섭취하도록 하자.

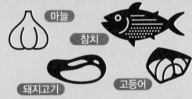

마늘   참치   돼지고기   고등어

⊙ 아연·철

근육의 유지, 성장을 돕는 호르몬의 작용에 필수적인 아연과 세포의 에너지와 콜라겐 생산에 관여하는 철은 모두 부족하기 쉬운 영양소이다.

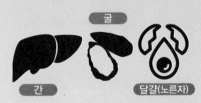

굴   간   달걀(노른자)

⊙ 당질

살찔 것 같다고 피하기 쉽지만, 근력 향상을 위해서는 적당히 섭취하는 것이 중요하다.

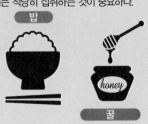

밥   honey   꿀

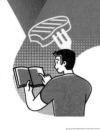

30 아침에 단백질을 먹으면 살이 잘 찌지 않는다

아침식사로 근육 합성의 스위치를 온

식사로 단백질을 섭취하면 근육에서는 근단백의 합성이 진행된다. 그러나 식후로부터 시간이 지남에 따라 근육은 합성에서 완전히 바뀌어 분해로 전환된다. 하루 중 식사 간격이 가장 긴 저녁식사 후부터 아침식사 전까지는 새로운 단백질의 공급이 막혀 버리는 만큼, 근육의 분해가 진행되어 간다. 그렇기 때문에 아침식사는 충분한 양의 단백질을 의식적으로 섭취해, 분해로부터 합성으로 스위치를 전환할 필요가 있는 것이다.

그런데 우리의 식생활을 되돌아보면 어떤가? 저녁식사로는 고기와 생선 등 단백질이 풍부한 메뉴를 섭취하기 쉬운 한편, 아침식사나 점심식사는 아무래도 탄수화물이 중심이 되어 단백질이 부족한 경향이 있다. 특히 아침식사는 먹지 않는 사람도 많으며, 평균적으로 7~8g 정도의 단백질밖에 섭취하고 있지 않아 목표 섭취량인 한 끼 약 20g에는 크게 부족하다. 실제로 아침식사를 먹지 않는 젊은 사람일수록 근육량이 적다는 것을 알 수 있다. 또한 아침식사를 먹지 않는 아이일수록 탄수화물을 과다 섭취하기 쉽고, 비만이 많은 경향이 있다.

건강을 위해서는 아침식사를 거르지 말고 섭취하는 것은 물론이고, 단백질의 양에도 주의를 해 근육 합성을 촉진하는 것이 중요하다. 식품에서 섭취하는 것이 어려운 경우에는 단백질 보충제 등을 활용해 한 끼 20g을 목표로 섭취하도록 노력하자.

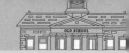

아침식사의 단백질 부족에 주의

하루에 단백질을 충분히 섭취하고 있어도 한 끼로 보면 아침식사에 단백질이 부족하기 쉽다. 특히 공복 시간이 가장 긴 저녁식사 후부터 아침식사까지이므로 아침식사에 단백질을 의식적으로 섭취하도록 하자.

◉ 각 식사의 단백질 섭취량

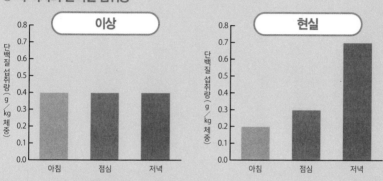

• 출처 : Moore et al, J Gerontol 2015, Paddon-Jones and Rasmussen Curr Opin Clin Nutr Metab Care 2009에서 작성

간편하게 단백질을 섭취하기 위해서는?

류신이라고 하는 필수 아미노산의 영양소는 근육 합성의 스위치를 켜는 물질로서 주목받고 있다. 그릭요거트는 혈중 류신의 양을 한 번에 상승시키는 것이 유제품이다. 시간이 없는 아침에도 간편하게 먹을 수 있는 유제품이 많은 것도 좋은 점이다.

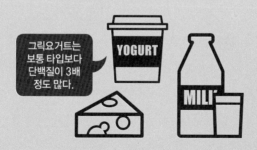

그릭요거트는 보통 타입보다 단백질이 3배 정도 많다.

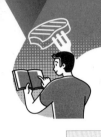

31 다이어트에 효과가 있다!
동물성 단백질 고르는 법

류신은 많이, 지방은 적게

양질의 단백질이 많이 들어 있다고 해도 지방도 많은 동물성 단백질은 언뜻 다이어트나 미용에 적합하지 않은 식재료로 간주되기 쉽다. 그러나 주의해서 잘 고르면 오히려 근육을 효율적으로 만들어내는 동물성 단백질은 다이어트와 미용의 면에서도 든든한 아군이 되어 준다.

그러므로 신경 써야 하는 것이 필수 아미노산의 하나인 '류신'을 함유한 식품을 적극적으로 섭취하는 것이다. 류신은 근육의 합성을 촉진하는 작용이 우수한 아미노산이다(자세한 내용은 90쪽 참조). 참가자미나 참다랑어 등의 어류, 닭가슴살, 돼지고기 안심 등 살코기에 많이 함유되어 있으며, 다이어트 중에는 이러한 동물성 식품을 의식적으로 섭취하는 것을 권한다.

또한 가급적 저지방의 동물성 식품을 선택하는 것도 중요하다. 예를 들면, 육류는 지방이 많아질수록 칼로리도 높아지므로 다이어트 중에는 줄여야 한다.

더구나 단백질에는 소화 흡수의 속도가 빠를수록 효율적으로 근육을 만들 수 있는 성질이 있다. 즉, 지방질이 적고 소화하기 쉬운 형상의 것이 소화되기 쉽고 근육이 되기도 쉽다. 그렇기 때문에 우유보다 저지방 우유, 닭은 다리살보다 껍질이 없는 가슴살이나 안심, 그리고 덩어리 살보다 살코기를 찢은 것이 다이어트에 적합하다. 고등어나 참치의 통조림도 기름에 담근 것이 아니라 물에 끓인 것을 선택하면 좋다.

살이 빠지는 동물성 단백질의 섭취법

류신을 많이 함유한 식재료를 매끼 섭취한다

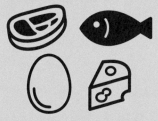

몸을 만드는 데 큰 역할을 하는 류신이라는 아미노산. 양질의 단백질 급원식품으로 불리는 고기, 어패류, 달걀, 유제품 등은 류신이 풍부하게 함유되어 있으므로 매끼 섭취하자.

저지방 단백질이 효율적으로 근육을 만든다

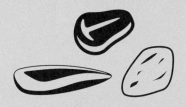

효율적으로 근육을 만들기 위해서는 단백질을 빨리 소화할 필요가 있다. 지방은 소화 흡수를 느리게 만들기 때문에 가급적 지방분이 적은 단백질을 선택하자.

조리의 포인트

고기는 덩어리 살보다 찢은 살이 더 좋다

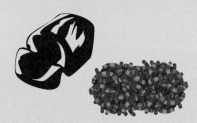

고기를 선택할 때는 덩어리 살보다 찢은 살이 체내에 흡수가 잘된다. 또한, 지방은 소화에 시간이 걸리기 때문에 조리 시에 기름은 사용하지 않거나 줄이거나 하자.

장기 보존에 좋은 통조림이 편리하다

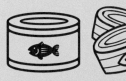

장기 보존에 좋은 통조림은 단백질을 매끼 섭취하는 데 든든한 아군이다. 특히 참치나 고등어, 정어리 등의 생선 통조림을 권장하고, 기름에 담근 것보다 물에 끓인 것이 좋다.

다이어트에 훈고기가 있다! 동물성 단백질 고르는 법

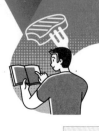

32 건강하게 살을 빼자!
식물성 단백질 고르는 법

저지방이기 때문에 많이 섭취해도 OK

제대로 된 근육을 만들고자 한다면 다이어트 중에는 동물성 단백질이 반드시 필요하다. 그렇다고 해서 동물성 식품을 많이 섭취해 칼로리와 지방이 오버되어 버리면 다이어트는 성공하지 못한다. 어디까지나 필요량의 단백질을 섭취하면서 최대한 지방과 칼로리를 제한하는 식사를 하는 것이 중요하다. 이러한 때에 든든한 아군이 되어 주는 것이 식물성 단백질을 함유한 식품이다.

다이어트 중에 꼭 섭취해야 하는 식물성 단백질의 대표격이 콩과 콩제품이다. 지방이 적어 저칼로리, 그러면서도 류신이나 다른 필수 아미노산도 균형 있게 포함되어 있으며, 근육의 합성을 돕는 작용도 제대로 해준다. 다소 많이 섭취해도 칼로리 오버가 될 걱정이 적고, 다이어트 중에 공복감을 없애기 위해서도 최적의 식재료이다. 동물성 단백질의 일부를 식물성 단백질로 대체하는 것만으로, 영양의 균형도 잡히고 맛에도 변화가 생기는 등 좋은 점이 많다.

또한 메밀국수나 파스타, 좁쌀이나 현미 등의 곡류에도 단백질은 함유되어 있다. 꼭 주식으로서 섭취해야 하는 메뉴이지만, 곡류이기 때문에 당질이 걱정된다. 너무 많이 섭취하면 역시 혈당치의 상승과 체지방의 증가로 이어지기 때문에 다이어트 중에는 줄여서 섭취하는 것이 전제이다.

살이 빠지는 식물성 단백질의 섭취법

두부는 연두부보다 목면두부를 선택

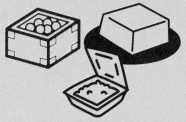

콩이나 콩제품은 아미노산 스코어가 높아 양질의 단백질 급원식품이다. 류신도 많이 함유되어 있기 때문에 근육 합성에 도움이 된다. 두부는 연두부보다 단백질량이 많은 목면두부를 선택하는 것이 좋다.

저칼로리, 저지방의 식재료가 중심

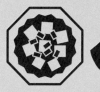

저칼로리인 것이 많기 때문에 많이 먹어도 지방이 잘 붙지 않는 것이 장점이다. 또한 콩 단백질은 지방 분해에 관련된 호르몬의 분비를 증가시키는 작용이 있다.

조리의 포인트

동물성 단백질과 함께 조리한다

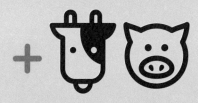

한 끼(20~30g)를 모두 식물성 단백질에서 섭취하게 되면 두부 1모와 낫토 2팩 이상이 필요하다. 식재료의 종류도 그렇게 많지 않으므로 동물성 단백질과 함께 조리하자.

곡물을 선택한다면 한 끼분의 양에 주의한다

저녁에는 양을 줄이는 등 조정하자.

좁쌀이나 현미 등 단백질이 많이 들어 있는 곡물은 비타민과 무기질도 보급할 수 있는 우수한 식재료이다. 그러나 당질량도 많고 고칼로리이므로 과식은 금물이다.

건강하게 살을 빼주는 식물성 단백질 고르는 법

33 동물성과 식물성의 균형은 1대1

단백질의 품질 기준은 아미노산 스코어로 평가된다(26쪽 참조). 대부분의 동물성 단백질은 필수 아미노산을 균형 있게 함유하고, 체내 흡수율도 95% 이상이 된다. 근육의 합성을 높이는 아미노산의 하나인 류신도 풍부하다. 한편 식물성 단백질에는 필수 아미노산이 부족한 식품도 있고, 체내 흡수율도 80~85% 정도이다. 그러면 '동물성만 섭취하면 된다'고 생각할지도 모르지만, 식단을 생각할 때에는 양쪽을 다 섭취하는 것이 중요하다.

동물성 단백질에서 신경 쓰이는 것은 육류에 들어 있는 지방이다. 지방은 소화 흡수를 느리게 하므로 빠르게 영양을 섭취하고자 할 때 부적합하다. 식재료에 지방이 적다고 해도 조리 방법에 따라서는 기름이 과다해져 많이 섭취하면 칼로리 오버의 원인이 된다. 식물성 단백질에서는 콩이나 콩제품이 필수 아미노산의 균형이 좋고 저지방・저칼로리이다. 지방 연소 효과는 동물성 단백질보다 높다고 알려져 있어 다이어트 중에 많이 권장되지만, 한 끼의 중량으로 비교하면 단백질의 함유량은 동물성보다 낮다. 매끼 먹으면 질리게 되는 단점도 있기 때문에 양쪽을 잘 조합하면 좋을 것이다. 동물성의 섭취 비율이 30% 이하가 되면, 아미노산의 균형이 무너지기 쉽기 때문에 각각의 비율은 1대1 정도가 기준이다.

동물성과 식물성을 함께 섭취한다

1 : 1

⊙ 아침에 먹으면 좋은 식재료

수면 중에 손실된 아미노산을 보충하기 위해서도 아침식사에서는 제대로 단백질을 섭취하자. 시간이 없는 아침에는 달걀과 콩제품의 조합이 간편하고, 여기에 더한다면 그릭요거트와 치즈 등의 유제품도 권한다.

동물성 달걀

식물성 낫토

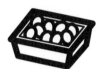

⊙ 점심에 먹으면 좋은 식재료

파스타나 덮밥 등은 간편하게 먹을 수 있어 편하지만, 당질도 많은 메뉴이다. 에너지가 되는 당질은 중요하지만, 과다 섭취하면 칼로리가 과잉되어 버리므로 주의해야 한다. 고기나 어패류, 채소의 영양도 섭취할 수 있도록 하자.

동물성 고기류

식물성 곡류

⊙ 저녁에 먹으면 좋은 식재료

다이어트 중이라면 저녁에는 당질을 자제하는 것도 하나의 방법이다. 그 대신에 단백질은 제대로 섭취할 수 있도록 메뉴를 생각해 보자. 고기나 어패류를 중심으로 채소 등도 조합한 균형 있는 식단을 생각하자.

동물성 생선류

식물성 두부

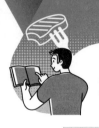

34 편의점을 최대한 활용하자!

간편하게 섭취할 수 있는 단백질 급원식품이 다양

하루 세 끼, 충분한 양의 단백질을 섭취하는 것은 언뜻 간단하게 보여도 실제로는 의외로 어렵다. 맛있게, 게다가 질리지 않고 단백질을 섭취하려고 하면 식재료와 식단 선택에도 연구가 필요하다.

그럴 때 편리하게 활용할 수 있는 것이 편의점 식재료이다. 최근에는 고단백의 닭가슴살을 이용한 치킨샐러드를 비롯해 삶은 달걀과 완두콩, 치즈와 그릭 요거트 등 그대로 먹을 수 있고 질 좋은 단백질 급원식품이 다양하게 갖추어져 있다. 고등어 통조림이나 어육소시지 등의 수산가공품도 간편하고 건강한 단백질 급원식품으로 인기가 있다. 또한 단백질 바나 젤리 음료 등 유산소 운동이나 근육 트레이닝에 적합한 보조식품도 많이 있다. 식재료의 조합과 드레싱, 소스 등을 바꾸어 주면 계속 먹어도 질리지 않는다.

그리고 편의점 식품의 최대의 장점은 대부분의 식품에 영양 성분이 표시되어 있다는 것이다. 식품에 들어 있는 단백질을 비롯해 에너지나 당질, 지방 등의 양이 표시되어 있기 때문에 섭취량을 파악하기 쉽다.

바쁜 일상 속에서도 편의점을 현명하게 활용하면 단백질의 섭취량을 유지하는 것도 가능하다. 즐기면서 식재료 찾기를 하는 것도 단백질과 오래도록 함께 하기 위한 비결이다.

편의점에서 살 수 있는 고단백 식재료

어육소시지
(1개당)
단백질량 약 10g

가공치즈
(1개당)
단백질량 약 3g

치킨샐러드
(1봉지 115g당)
단백질량 약 24g

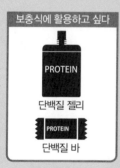

보충식에 활용하고 싶다

PROTEIN
단백질 젤리

PROTEIN
단백질 바

삶은 달걀
(1개당)
단백질량 약 6~8g

완두콩
(1봉지 65g당)
단백질량 약 8g

영양 성분 표시를 체크

⊙ **편의점의 삶은 달걀의 경우 (예)**

영양 성분 표시 (1개당)

에너지	66kcal
단백질	6.0g
지방	4.4g
탄수화물	0.6g
나트륨	224mg

식품 포장 뒷면의 영양 성분 표시에서는 단백질, 에너지, 탄수화물, 지방 등을 확인할 수 있다.

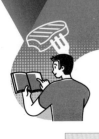

35 카타볼릭, 아나볼릭이란?

단백질 공급은 적절한 타이밍에

우리 몸의 주요 에너지원은 당질이다. 식사를 거르거나, 당질 제한 다이어트 등을 하고 있거나 하면, 당질의 공급이 따라가지 못해 에너지원이 부족하게 된다. 그러면 당질을 대체하는 에너지원으로 체지방과 근육을 구성하는 단백질이 이용된다.

근육의 단백질이 에너지로 변화하기 위해 분해되는 것을 '카타볼릭'이라고 한다. 반대로 식사로부터 단백질이 섭취되어 아미노산의 혈중 농도가 상승하면 근육에서는 근단백의 합성이 시작된다. 이것을 '아나볼릭'이라고 부른다. 이렇게 근육은 하루 동안 합성과 분해, 즉 카타볼릭과 아나볼릭의 상태를 반복하고 있다. 근육 조직이 다시 만들어지기 위해 없어서는 안 되는 구조이지만, 문제는 그 균형이다. 단백질이 적절하게 섭취되지 않으면, 카타볼릭으로 치우쳐 근육은 분해되고 계속 감소되어 간다.

카타볼릭의 진행을 막고 아나볼릭을 촉진하는 데는 적절한 타이밍에 단백질을 섭취하는 것이 중요하다. 72페이지에서도 지적했듯이 우선은 아침식사에서 제대로 단백질을 섭취하도록 신경 쓰자. 그리고 점심식사는 단백질과 함께 당질도 적당히 섭취, 몸이 에너지 부족에 빠지는 것을 방지한다. 저녁은 다가오는 카타볼릭에 대비해 질 좋은 단백질을 충분히 섭취하는 것이 중요하다.

매일의 식사로 단백질을 섭취하는 비법

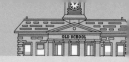

근육은 하루 동안에 증감을 반복한다

체내에서 에너지가 부족한 상태(공복)가 되면, 지방과 함께 단백질이 분해되어 에너지로서 보충된다. 이를 카타볼릭이라고 한다. 한편 식사를 해서 혈당치가 올라가면, 췌장에서 분비된 인슐린이 아미노산을 근육으로 운반하므로 근육 합성이 이루어진다. 이것을 아나볼릭이라고 한다. 근육은 항상 분해(카타볼릭)와 합성(아나볼릭)을 반복하고 있다.

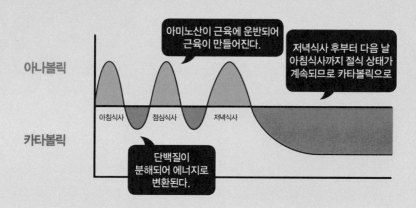

아나볼릭

아미노산이 근육에 운반되어 근육이 만들어진다.

저녁식사 후부터 다음 날 아침식사까지 절식 상태가 계속되므로 카타볼릭으로

아침식사   점심식사   저녁식사

카타볼릭

단백질이 분해되어 에너지로 변환된다.

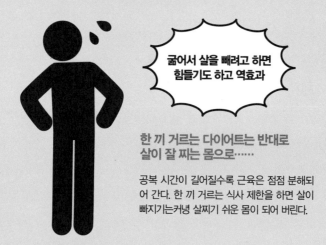

굶어서 살을 빼려고 하면 힘들기도 하고 역효과

한 끼 거르는 다이어트는 반대로 살이 잘 찌는 몸으로……

공복 시간이 길어질수록 근육은 점점 분해되어 간다. 한 끼 거르는 식사 제한을 하면 살이 빠지기는커녕 살찌기 쉬운 몸이 되어 버린다.

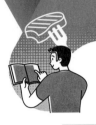

36 근육을 만드는 것은 운동＋단백질

근육 트레이닝과 유산소 운동으로 근육 합성이 가속

근육을 붙이기 위해 단백질 섭취와 세트로 함께 해야 하는 것이 적당한 운동이다.

가장 효율적인 운동이 근육 트레이닝이다. 근육 트레이닝이라고 하면 울끈불끈한 근육질 몸을 목표로 하는 사람이 하는 것이라고 오해하기 쉽지만, 결코 그것만은 아니다. 누구나 간단히 도전할 수 있고, 지속하기도 쉽기 때문에 조금만 지방을 빼고 싶은 사람이나 몸을 단련하고 싶은 사람, 운동 습관이 없는 사람에게도 권한다.

근육을 늘리는 가장 큰 장점은 기초대사량이 상승한다는 것이다. 기초대사량이란 혈액순환이나 호흡 등 생명 유지를 위해 소비되는 에너지량을 말한다. 기초대사량은 근육이 많을수록 높아지기 때문에 근육을 늘린 만큼 에너지량이 많아진다. 그로 인해 비만이나 생활습관병 등이 예방되고 건강 유지에 도움이 된다.

걷기와 달리기 등의 유산소 운동도 근육 트레이닝 정도는 아니지만 기초대사량 향상이나 근육량 유지에 효과적이다. 유산소 운동에는 전신의 혈액순환을 촉진시키는 효과가 있다. 특히 고령자가 유산소 운동을 하면, 혈류가 좋아져 전신에 영양이 잘 전달되고 식후 근육 합성 작용이 잘 진행된다. 운동 후에는 아무래도 카타볼릭이 진행되기 쉽기 때문에 운동 전 식사에서 단백질을 의식적으로 보충함으로써 근육의 분해를 억제하고, 아나볼릭을 가속시키도록 하자.

유산소 운동이나 근육 트레이닝을 하면 효과 상승

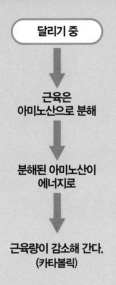

달리기 중

근육은
아미노산으로 분해

분해된 아미노산이
에너지로

근육량이 감소해 간다.
(카타볼릭)

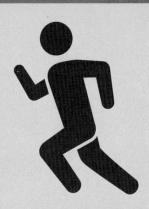

달리기

달리기 중의 체내에서는 근육을 분해해 아미노산으로 만들어 에너지로 사용하고 있다. 근육 트레이닝처럼 근육을 사용하는 것은 아니라고 생각하기 쉽지만, 잃어버린 단백질을 보충하지 않으면 점점 감소해 간다.

혈류의 흐름도 근육과 관련되어 있다

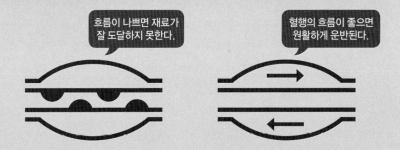

흐름이 나쁘면 재료가
잘 도달하지 못한다.

혈행의 흐름이 좋으면
원활하게 운반된다.

근육의 재료인 아미노산은 혈류에 의해 운반된다. 그렇기 때문에 혈류가 좋으면 아미노산의 흐름이 원활해지기 때문에 근육이 잘 만들어지고, 혈류가 나쁘면 재료가 잘 도달하지 못하기 때문에 근육이 잘 만들어지지 않게 된다.

근육을 만드는 젊은 운동 + 단백질

37 단백질 섭취는 근육 트레이닝 전? 후?

운동 전·후에서 명확한 차이는 없다

앞에서 말했듯이 운동과 단백질 섭취는 함께 하는 것이 철칙이다. 특히 근육을 혹사하는 근육 트레이닝은 운동 중에는 근육의 분해가 진행되고 운동 후에 근육의 합성이 시작된다. 여기서 단백질이 적절하게 공급되지 않으면 카타볼릭이 진행되고, 근육이 생기지 않아 모처럼의 근육 트레이닝도 헛수고가 되어 버린다. 따라서 운동을 하는 경우에는 반드시 단백질을 보충해 근육 합성을 도울 필요가 있는 것이다.

그러면 단백질 섭취는 근육 트레이닝 전과 후, 어느 타이밍에 섭취하는 편이 더 근육에 효과적일까?

근육 트레이닝 전에 단백질 보충제를 섭취한 경우와 근육 트레이닝 후에 섭취한 경우, 각각의 근육에 대한 효과를 비교한 실험에서는 명확한 차이는 보이지 않았다. 한편, 아미노산의 혈중 농도는 식후 30~40분에 올라가기 시작한다는 보고도 있다. 그러나 그날의 상태나 생활 리듬에 따라 식사와 운동 순서는 바꿔도 근육에 대한 효과는 거의 다르지 않다. 중요한 것은 '운동과 단백질 섭취는 세트로 한다' 이것을 습관화하는 것이다. 그러기 위해서는 단백질 식재료를 준비해 두면 편리하다. 간편하게 섭취할 수 있는 단백질 보충제나 근육 합성에 효과적인 류신이 풍부한 그릭요거트와 슈퍼 등에서 구입하기 쉬운 치킨샐러드 등도 권한다.

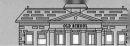

근육 트레이닝을 한다면 단백질이 절대 필요!

근육 트레이닝을 하고 나서 저녁식사를 제대로 섭취하거나, 가벼운 아침식사 후에 근육 트레이닝을 하거나 하는 등 근육 트레이닝을 할 때는 단백질 섭취를 세트로 생각하자.

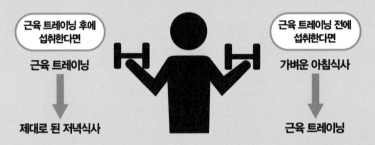

근육 트레이닝 후에 섭취한다면

근육 트레이닝

↓

제대로 된 저녁식사

근육 트레이닝 전에 섭취한다면

가벼운 아침식사

↓

근육 트레이닝

87

간편하고 효율적으로 단백질을 공급할 수 있는 준비를 하자

근육 트레이닝을 계속하면 근육량이 자연적으로 늘어날 것으로 생각하기 쉽지만, 단백질을 식사로 섭취하는 것이 근육 트레이닝 이상으로 근육 증가에 필수적인 조건이다. 간편하게 섭취할 수 있는 식재료나 소화 흡수가 쉬운 식재료를 준비하고, '운동+단백질 섭취'를 습관화하도록 하자.

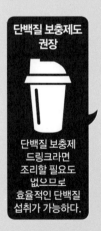

단백질 보충제도 권장

단백질 보충제 드링크라면 조리할 필요도 없으므로 효율적인 단백질 섭취가 가능하다.

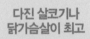
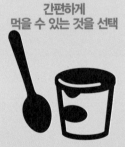

간편하게 먹을 수 있는 것을 선택

시간이 없을 때에도 간편하게 먹을 수 있는 식품을 준비해 두자. 근육의 합성 스위치를 켜는 작용을 하는 류신을 많이 함유한 그릭요거트는 소화 흡수가 빠르고, 혈중 아미노산 농도가 단숨에 높아진다.

다진 살코기나 닭가슴살이 최고

저지방 고단백의 우수한 식품인 닭가슴살이나 덩어리 고기보다 소화되기 쉬운 다진 고기를 선택하면 좋다. 그러나 다진 고기는 비교적 지방이 많고, 소화 흡수를 천천히 하기 때문에 가급적 살코기를 사용하자.

38 운동을 하지 않는 날에 단백질은 불필요?

휴식일에도 섭취해야 한다

운동과 단백질 섭취가 세트라면, 운동을 하지 않는 날은 단백질을 섭취할 필요가 없는가? 그것은 절대로 NO! 비록 운동을 쉬는 날이라고 해도 단백질 섭취는 결코 쉬어서는 안 된다.

운동하고 있는 동안은 근육이 분해되는 카타볼릭 상태로 진행된다. 그러나 운동 시에 식사를 섭취해 단백질과 에너지원으로서 당질이 공급되면, 근합성의 스위치가 켜져 아나볼릭으로 전환된다. 특히 적당한 부하를 가한 근육 트레이닝 후 24~48시간까지는 오른쪽의 그래프에서도 알 수 있듯이 근육의 합성이 높아지고 있으며, 근육이 효율적으로 아미노산을 받아들일 수 있는 시간대이다. 즉, 이 기간이야말로 근육이 다시 만들어지는 골든타임이라고 할 수 있다. 그동안 운동을 하지 않는다고 단백질 섭취를 게을리하게 되면 어떻게 될까? 모처럼 근육이 다시 만들어지려고 하는데, 그 재료가 되는 단백질이 충분히 도달하지 않으면 근합성은 진행되지 않는다.

또한 운동하는 날과 하지 않는 날에 섭취하는 단백질의 양을 조정하는 사람도 있지만, 운동 후 휴식시간에 제대로 단백질을 섭취하는 것이 중요하다. 하루의 목표량은 운동하는 날과 마찬가지로 체중 1kg당 1.6g이다. 매끼 20~30g을 목표로, 특히 아침은 충분한 섭취를 하는 것이 효과적인 근육 증가를 기대할 수 있다.

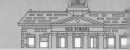

운동하지 않을 때라도 단백질은 절대 필수!

일반적으로 근육 트레이닝 직후에 단백질을 섭취하는 것이 권장되고 있지만, 실제로는 운동 후 24시간까지도 근육의 단백질 합성률은 높은 상태이다. 즉, 근육 트레이닝을 하지 않는 날에도 단백질을 보충할 필요가 있다.

**운동에 의한 근육의 합성 속도와
운동 후 단백질 섭취에 의한 상승효과**

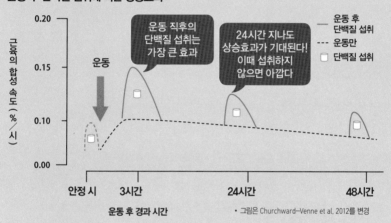

• 그림은 Churchward-Venne et al. 2012를 변경

89

평상시와 동일한 양을 섭취하면 OK

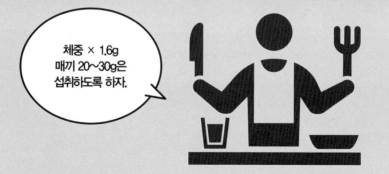

체중 × 1.6g
매끼 20~30g은
섭취하도록 하자.

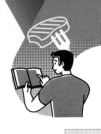

39 근육에 효과가 있는 BCAA란?

근합성을 활성화시키는 필수 아미노산

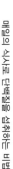

사람의 몸을 구성하는 약 10만 종류나 되는 단백질은 겨우 20종류의 아미노산 조합으로 만들어지고 있다. 이 중에 'BCAA'라고 하는 아미노산이 근육 증가에 크게 관여하고 있다. BCAA란 'Branched Chain Amino Acids'의 약칭으로, '분지사슬 아미노산'으로 번역된다. '발린', '류신', '이소류신'의 세 가지 필수 아미노산이 이에 해당된다.

BCAA의 특징은 다른 아미노산에 비해 근육의 합성을 촉진하는 효능이 큰데다, 근육 분해를 억제하는 작용도 있다는 것이다. 그 중에서도 중요한 역할을 담당하고 있는 것이 류신이다. 류신에는 근육 세포의 유전자에 근육을 합성하도록 지령을 전달하는 물질 '엠토르'를 활성화시키는 작용이 있다. 운동 시에 류신을 함유한 단백질을 섭취하면 엠토르가 활성화되어 보다 많은 근육이 합성된다. 조사에 의하면 류신의 섭취량이 적은 노령자는 근육의 양도 감소하는 경향이 있는 것을 알 수 있다.

류신이 풍부하게 들어 있는 재료로는 소고기와 달걀, 흰살 생선 등이 있다. 또한 집중적으로 근육을 만들고 싶은 경우에는 '유청 단백질', '유즙 단백질', '카제인 단백질' 등의 류신을 효율적으로 섭취할 수 있는 단백질 보충제를 활용하는 것도 하나의 방법이다. 근육을 위해서는 이러한 아미노산의 질에 주복하는 것도 중요하다.

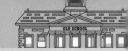

BCAA란

BCAA란 필수 아미노산인 발린, 류신, 이소류신의 총칭으로, 근육의 합성을 높이거나 분해를 억제하는 작용이 있다. 류신은 근육 세포 내의 유전자에 특히 강하게 작용하기 때문에 적극적으로 섭취해야 하는 아미노산이다.

BCAA의 장점

· 근육을 구성하는 비율이 35%로 근육 생성에 매우 큰 역할을 한다.

· 빠르게 근육에서 대사되므로 간에 부담이 되지 않는다.

세 가지를 총칭해서 BCAA

류신

발린   이소류신

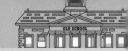

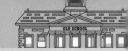

류신이 많이 함유되어 있는 식재료

BCAA 중에서도 특히 주목받고 있는 아미노산이 류신으로, 다른 BCAA보다 강하게 근육 합성의 스위치를 켜는 기능을 가지고 있다.

류신을 많이 함유하고 있는 식재료

언두부 (건조)

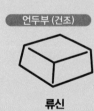

류신
1800mg
(한 끼분 40g)

임연수

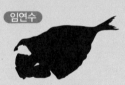

류신 **2000mg**
(한 끼분 120g)

닭가슴살 (영계/껍질 없음)

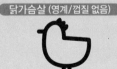

류신 **1800mg**
(한 끼분 100g)

참다랑어

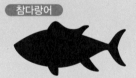

류신 **2000mg**
(한 끼분 100g)

가다랑어

류신 **1800mg**
(한 끼분 100g)

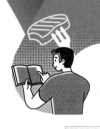

40 단백질 보충제는 절대 섭취하지 않으면 안 될까?

부족분을 보충하거나 현명하게 활용

근육 트레이닝을 하는 사람이 매일의 식사로부터 충분한 단백질을 섭취하려고 하면, 고기나 생선 등의 동물성 단백질을 중점적으로 섭취할 필요가 있다. 그러나 고기나 생선은 조리가 필요한 데다, 지방도 많이 포함되어 있기 때문에 과다 섭취하면 비만이나 건강에 대한 악영향이 걱정되기도 한다. 그러므로 단백질을 효율적으로 섭취할 수 있는 '단백질 보충제'가 많은 근육 트레이닝 애호가들로부터 지지를 받고 있는 것이다. 단백질 보충제란 원유나 콩 등의 식품에서 단백질을 추출, 파우더 형태로 가공한 것이다. 저지방이기 때문에 여분의 칼로리를 섭취하지 않고, 물이나 우유에 녹이기만 하면 간편하게 단백질을 섭취할 수 있어 편리하다.

그러나 단백질 보충제는 반드시 적극적으로 섭취해야 하는 것은 아니다. 물론 세 끼를 먹어 단백질을 보충할 수 있는 사람은 필요 없으며, 특히 식사에서 섭취해야 할 단백질을 모두 단백질 보충제로 대체하는 것은 권하지 않는다. 단백질 보충제 위주의 단백질 섭취는 당질이나 지방, 비타민, 식이섬유 등 다른 영양소가 부족하게 될 우려가 있기 때문이다.

단백질은 동물성과 식물성을 균형 있게 다양한 식품에서 섭취하는 것이 권장된다. 단백질 보충제는 단백질이 부족하기 쉬운 아침식사나 점심식사 또는 운동 후 바로 식사를 섭취할 수 없는 경우 등 보조적으로 활용하는 것이 현명한 선택이다.

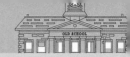

단백질 보충제의 대체식은 있는가?

한 끼를 단백질 보충제로 대체하는 방식은 영양 균형이 무너질 우려가 있다. 또한 운동을 거의 하지 않고, 세 끼 제대로 단백질을 섭취하고 있는 사람은 굳이 섭취할 필요는 없다.

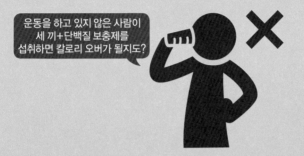

운동을 하고 있지 않은 사람이 세 끼+단백질 보충제를 섭취하면 칼로리 오버가 될지도?

권장하는 단백질 보충제 섭취법

아침식사에 더하기

특히 시간이 없는 아침은 요리를 하는 것도 귀찮은 일이다. 그럴 때는 그릭요거트+단백질 보충제로 한 끼분의 단백질 섭취가 가능하다.

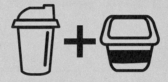

점심식사로 부족한 단백질을 보충

오늘 점심식사는 간편하게 메밀국수로 끝냈다……라고 하는 날은 식후에 단백질 보충제를 마시는 것도 하나의 방법이다.

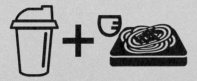

운동 후 바로 섭취하고 싶을 때

운동 후에는 가급적 빨리 단백질을 섭취하는 것이 좋다. 바로 식사를 할 수 없을 때는 단백질 보충제를 잘 활용하자.

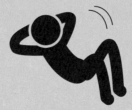

단백질 보충제는 걸대 섭취하지 않으면 안 될까?

근육이 더 잘 붙고 살이 빠지는 것은 어느 쪽? ③

Ⓐ 반 볶음밥　　vs　　**Ⓑ 달걀 듬뿍 오므라이스**

Answer Ⓑ

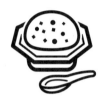

Ⓐ의 볶음밥은 양도 적고 그만큼 칼로리나 탄수화물도 적지만, 근육이 감소해 대사가 떨어지게 된다. Ⓑ의 오므라이스는 단백질을 섭취할 수 있을 뿐만 아니라 고칼로리라도 단백질을 소화하는 데 에너지를 사용한다.

Ⓐ 우동　　vs　　**Ⓑ 미트소스**

Answer Ⓑ

Ⓑ의 미트소스에 사용되는 다진 고기에는 단백질이 풍부하게 함유되어 있다. 치즈를 토핑하면 더 효과적이다. 또한 우동은 밀가루의 비율이 높으며, 단백질이 적다.

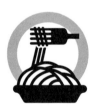

Ⓐ 햄버거　　vs　　**Ⓑ 스테이크**

Answer Ⓐ

단백질을 많이 섭취해 근육이 잘 붙게 하기 위해서는 양이 많은 고기 요리가 좋다. 다진 고기의 경우는 고기가 미세하기 때문에 먹은 후에 소화액이 골고루 퍼져 스테이크와 같은 덩어리 고기보다 소화 흡수가 빠르다.

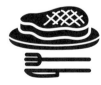

제4장

알아두면 유익한
단백질의 토막 상식

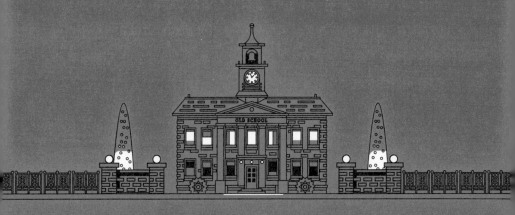

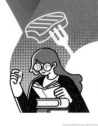

41 근육 트레이닝 후의 알코올은 백해무익?!

술은 쉬는 날에 즐기는 정도로

근육 트레이닝과 함께 단백질 보충제(단백질)를 섭취하는 것은 근육량 증가에 효과적이다. 단, 모처럼의 상승효과도 그 직후에 마신 선물 같은 알코올에 의해 헛수고가 되어 버릴 가능성이 있다. 근육을 늘리고 싶다면 알코올을 즐기는 방식에 주의가 필요하다.

그 이유는 알코올이 단백질 보충제의 효과를 약화시키기 때문이다. 알코올이 근육의 합성에 미치는 영향을 조사한 연구에서는 근육 트레이닝 후 알코올과 단백질 보충제를 함께 섭취한 경우와 단백질 보충제만 섭취한 경우의 근육 합성량을 비교한 결과, 단백질 보충제만 섭취한 경우가 근합성의 비율이 더 높다는 결과가 나왔다. 즉 알코올을 섭취함으로써 단백질 보충제의 효과가 억제되어 근육의 합성률이 30~40% 떨어진 것이다. 근육에 있어 알코올은 '백해무익'이라고 할 것까지는 없지만, 근합성의 방해가 되는 것은 분명하다.

트레이닝을 열심히 한 날일수록 시원한 맥주의 유혹에 빠지기 쉽지만, 근육을 생각해서는 꾹 참아야 한다. 적어도 당일의 음주는 피하고, 다음날 이후의 쉬는 날에 한 잔 정도로 제한하는 것이 현명하다. 그리고 운동을 하지 않는 날에도 근육은 만들어지고 있다는 것을 잊지 말아야 한다. 단백질이 풍부한 메뉴와 함께 적당하게 술을 즐기는 것을 권한다.

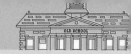

근육 트레이닝 후 알코올은 피해야

근육 트레이닝을 하면 1~2시간 후에 근육의 합성이 시작된다. 그 타이밍에 단백질 보충제를 섭취하면 근육 합성의 상승효과를 얻을 수 있지만, 이때 알코올을 마셔 버리면 합성률이 감소하게 된다.

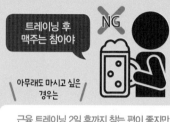

트레이닝 후 맥주는 참아야

NG

아무래도 마시고 싶은 경우는

근육 트레이닝 2일 후까지 참는 편이 좋지만, 아무래도 마시고 싶은 경우는 맥주 한 잔 또는 와인 한 잔 정도로 하자.

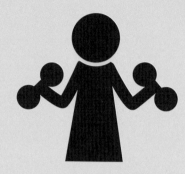

모처럼의 운동이 30% 감소

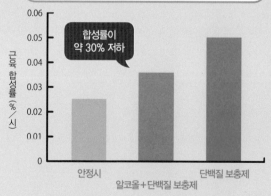

알코올과 근육 트레이닝의 상관관계

합성률이 약 30% 저하

근육 합성률 (%/시)

0.06
0.05
0.04
0.03
0.02
0.01
0

안정시
알코올+단백질 보충제
단백질 보충제

근육 트레이닝을 한 후 2~8시간의 회복 기간 중의 근단백질 합성률을 나타낸 것으로, 알코올을 섭취하면 단백질 보충제만 섭취한 피험자보다 단백질 합성이 약 30% 낮아진다.

• Parr EB, 2014에서 변경

42 젊은 사람도 주의해야 할 '근감소증'이란?

근육의 감소가 무서운 병을 일으킨다

나이가 들어 체형이 통통해지는 것은 나이가 듦에 따라 근육의 양이 저하되기 때문이다. 사실 근육의 양은 20~30대를 정점으로 감소하기 시작, 40세 이후에는 10년마다 8~10%씩 잃어 간다는 것을 알고 있다. 이러한 노화에 따른 근육량의 감소를 '근감소증(사코페니아)'이라고 한다.

근감소증은 통증 등의 자각 증상이 없기 때문에 가볍게 여기기 쉽지만, 무서운 생활습관병의 원인이 될 수 있다는 것을 생각하면 결코 방치해서는 안 된다. 근감소증이 진행되면 근육과 뼈, 관절 등의 운동기에 장애가 생겨 서거나 걷거나 하는 동작이 어려워지는 '로코모티브 신드롬(운동기능저하 증후군)'으로 이어진다. 최근의 연구에서는 콜레스테롤 수치와 혈압 상승으로 인한 심질환이나 뇌질환, 당뇨병 등에도 관련이 있는 것으로 보고되어 있다.

또한 고민스러운 것이 지금까지 근감소증은 고령자의 문제로 다루어져 왔지만, 현대에는 젊은 사람에게서도 그 위험성이 높아지고 있는 것이 밝혀졌다. 오른쪽에 기재한 '손가락 고리 테스트※'라고 하는 근감소증을 체크하는 테스트가 있으므로 여러분도 테스트해 보기 바란다.

고령자도 젊은 사람도 근감소증을 방지하기 위해 필요한 것은 역시 충분한 단백질이다. 세 끼의 식사에서 각각 20~30g을 섭취하고, 적당한 운동도 함께 해 근육을 유지하는 것이 제일 좋은 대책이다.

※ 도쿄대학 고령사회종합연구기구가 실시한 카시와(柏) 스터디에 기초해 연구

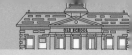

손가락 고리 테스트로 근감소증 체크

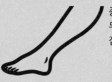

종아리의 가장 두꺼운 부분을 잡는다.

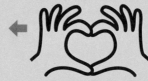

양손의 엄지손가락과 검지손가락으로 고리를 만든다.

《 결 과 》

손가락이 겹친다	손가락이 닿는다	손가락과 손가락 사이가 벌어진다
⬇	⬇	⬇
근감소증 위험성	근감소증 예비군	근육량이 충분히 있다

근감소증이 되면

일상의 동작이 힘들어진다

넘어지거나 골절

살이 잘 빠지지 않는다

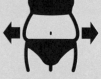

자리보전하게 된다

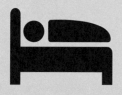

심근경색이나 뇌졸중 위험

당뇨병 위험

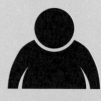

43 고령자는 의식적으로 단백질을 섭취해야 한다

충분한 단백질로 동화저항성에 대항한다

나이가 듦에 따라 근육량이 감소하는 것은 나이가 들수록 근육을 합성하는 힘이 쇠약해지기 때문이다. 젊은 사람과 동일한 양의 단백질을 섭취해도 고령자는 동일하게 근육을 만들 수 없게 된다. 이것을 단백질의 '동화저항성'이라고 한다.

단백질의 동화저항성에 관여하는 것이 '인슐린'이고, 당 대사를 담당하는 인슐린은 실제 근육 합성에도 도움을 주고 있다. 인슐린의 혈관 확장 작용에 의해 식사로부터 섭취한 아미노산이 근육 중으로 운반되어 근육의 합성이 촉진되는 구조이다. 그런데 나이가 듦에 따라 인슐린의 작용이 충분히 발휘되지 않게 되면 혈관의 확장 기능도 저하된다. 이에 근육에 아미노산이 도달하기 어려워지기 때문에 근육의 합성도 쇠약해져 버린다. 그리고 '류신'에 대한 감수성의 저하도 단백질의 동화저항성을 발생시키는 요인의 하나이다. 류신은 근육의 합성에 크게 관여하는 분지사슬 아미노산의 일종(90쪽 참조)이다. 젊은 사람과 고령자를 비교한 경우, 류신을 섭취한 후 근육 합성 속도가 고령자는 저하된 것이 보고되어 있다.

70세 이상에서는 일반적인 성인 남성보다 더 많은, 체중 1kg당 1.06g의 단백질 섭취가 권장되고 있다. 나이가 들수록 단백질의 중요성은 점점 더 높아진다는 것이다. 또한 적당한 운동으로 혈류를 개선하는 것도 근합성에 도움이 된다.

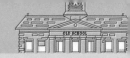

동일한 양의 단백질을 섭취해도 젊었을 때보다 근육이 만들어지지 않는다

⊙ 근육의 합성에 관계하는 인슐린 저항성

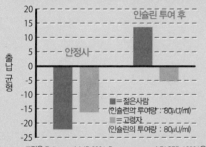

• 그림은 Fujita et al.AJP 2006, Rasmussen et al FASEB J.2006을 변경

보통 식후에 혈당치가 상승하고, 인슐린이 분비됨으로써 많은 아미노산이 근육으로 운반된다. 고령자의 경우, 인슐린 자극에 의한 혈류량 증가가 억제되어 근육의 합성 속도가 젊은 사람만큼 증가하지 않는다.

식후 인슐린 농도에 해당하는 양을 다리에 투여했을 때에 근육의 출납 균형이 어떻게 변화하는지를 평가한 연구이다.

⊙ 단백질/아미노산에 대한 감수성

공복 시 1회의 단백질 섭취량과 근육의 합성 속도의 관계성을 평가한 결과, 근육의 합성 속도를 최대한으로 높이기 위해 필요한 단백질 섭취량은 젊은 사람에서는 0.24g/kg 체중이었던 반면, 고령자는 1회 섭취에 0.4g/kg 체중이 필요한 것으로 나타났다. 즉, 고령기에 청년기와 동일한 양의 식사를 섭취해도 젊었을 때와 비교해 근육의 합성률이 낮은 것이다.

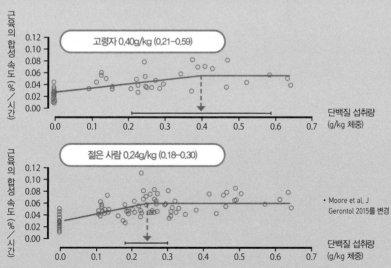

• Moore et al. J Gerontol 2015를 변경

고령자는 의식적으로 단백질을 섭취해야 한다

44 단백질은 피로회복에도 효과적

당질을 과다 섭취하면 더 피로해진다

피곤하면 식욕이 감퇴되는 경향이 있다. 식사도 면류나 죽과 같이 목 넘김이 좋은 메뉴로 간단히 끝내고 싶어진다. 하지만 그런 때일수록 단백질이 풍부한 균형 잡힌 식사를 섭취하는 것이 중요하다.

왜냐하면 단백질에는 피로를 회복시키는 작용이 있기 때문이다. 특히 BCAA(자세한 것은 90쪽 참조)에는 근합성을 촉진하는 작용과 근육 피로를 회복시키는 작용이 있어 몸의 피로를 해소하는 효과가 있다. 또한 필수 아미노산인 트립토판은 세로토닌의 증가를 돕고, 뇌 피로에도 효과적이다. 피로해서 식욕이 없을 때야말로, 단백질을 적극적으로 섭취하는 것을 권한다.

그리고 피곤할 때에 특히 원하게 되는 것이 달콤한 것이다. 피로 시에 단 것을 먹으면, 뇌와 몸에 에너지가 전달되어 일시적으로 피로가 덜어진 것처럼 느낄 수 있다. 그러나 당질을 섭취함으로써 급격하게 오른 혈당치는 인슐린의 작용에 의해 단숨에 내려가게 된다. 중독적으로 단것만 먹으면 혈당치의 급변동(혈당치 스파이크)이 자주 일어나고 피로와 나른함을 일으키는 원인이 된다.

피곤하더라도 단것의 과다 섭취에 주의해야 한다. 간식으로 치즈나 그릭 요거트, 생선류(어류)나 견과류 등 저당질이고 단백질이 풍부한 식품을 섭취해 피로를 잘 해소하자.

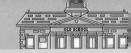

피곤하면 단것이 먹고 싶어진다

당은 뇌의 영양소가 되지만, 급격한 혈당치의 상승은 몸에 악영향이다.

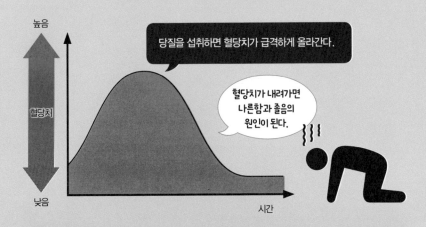

높음

혈당치

낮음

당질을 섭취하면 혈당치가 급격하게 올라간다.

혈당치가 내려가면
나른함과 졸음의
원인이 된다.

시간

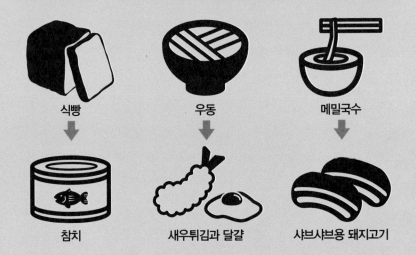

평상시 식사에 단백질을 더해서 피로를 모르게

식빵

우동

메밀국수

참치

새우튀김과 달걀

샤브샤브용 돼지고기

45 아이들에게도 단백질은 매우 중요

자율신경의 균형을 잡고 심신의 성장을 지원한다

성장기의 아이들에게도 단백질은 매우 중요한 영양소이다. 근육과 뼈 성장에 필수적인 것은 물론이고, 아이의 마음의 성장에도 단백질이 밀접하게 관련되어 있다. 단백질에 함유된 필수 아미노산은 정신을 안정시키는 '세로토닌'과 동기를 부여하는 '도파민' 등의 뇌내 신경전달물질의 분비를 촉진하는 작용이 있다. 이러한 물질이 제대로 분비되면 자율신경의 균형이 잡히고, 심신의 상태와 수면 리듬이 안정되게 된다.

단백질의 작용을 높이기 위해서는 아침식사에서 제대로 단백질을 섭취하는 것이 중요하다. 근육의 합성이 촉진되고 에너지 대사가 높아져, 심신 모두 활발하게 하루를 보낼 수 있다. 반대로 아침식사를 거르면 아이의 성장에 큰 악영향을 미친다. 뇌의 유일한 에너지원인 포도당이 공급되지 않기 때문에 기억력과 집중력을 발휘할 수 없고 학습의 효율도 나빠진다. 그리고 아침식사를 먹지 않는 아이는 탄수화물을 과다 섭취하는 경향이 있어 비만이 되기 쉽다는 것도 알 수 있다.

아이들에게 필요한 단백질 섭취량은 나이에 따라 크게 다르다. 어른처럼 체중 1kg당의 섭취량이 아니라, 보건복지부의 '한국인_영양소_섭취 기준(2015년판)'에 있는 나이별 권장량을 기준으로 삼도록 하자.

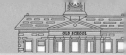

아이들에게 필요한 단백질 섭취량

단백질의 섭취 기준

	남성 권장량(g/일)	여성 권장량(g/일)
1~2(세)	15	15
3~5(세)	20	20
6~8(세)	30	25
9~11(세)	40	40
12~14(세)	55	50
15~18(세)	65	50

• 출처 : 한국인_영양소_섭취 기준(2015년판), 보건복지부

아침밥으로 단백질을 반드시 먹도록 하자

제대로 아이에게 아침밥을 먹이고 있는 가정이라도 그 식단에 유의해야 한다. 탄수화물, 단백질, 비타민·무기질은 반드시 필요한데, 그 중에서도 아침의 단백질 섭취는 특히 중요하다.

특히 아침의 단백질 섭취는 필수!

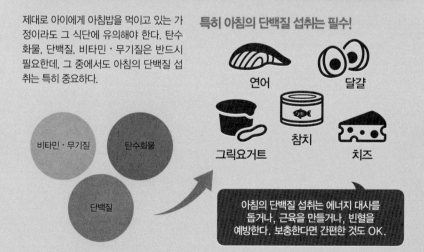

연어

달걀

그릭요거트

참치

치즈

비타민·무기질

탄수화물

단백질

아침의 단백질 섭취는 에너지 대사를 돕거나, 근육을 만들거나, 빈혈을 예방한다. 보충한다면 간편한 것도 OK.

아이들에게도 단백질이 무척 중요

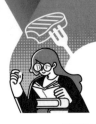

46 단백질의 과다 섭취는 건강에 악영향?

지방이 많은 동물성은 비만의 위험도

단백질의 과다 섭취가 건강에 어떠한 영향을 미칠지 걱정이 되는 사람도 적지 않을 것이다. 특히 신경 쓰이는 것이 비만이다. 육류나 유제품 등 지방이 많은 동물성 단백질을 과다 섭취하면 칼로리 오버로 비만의 원인이 되기 때문에 섭취량에 주의를 기울여야 한다. 어패류 등 다른 동물성 단백질과 식물성 단백질, 단백질 보충제 등 여러 가지 종류의 단백질을 섞어서 섭취 칼로리를 제한할 필요가 있다.

내장에 미치는 영향도 걱정된다. 단백질의 과다 섭취가 간이나 신장에 부담을 준다는 의견도 있는데, 보건복지부의 '한국인_영양소_섭취 기준(2015년판)'에서는 '단백질의 내용 상한량을 설정할 수 있는 명확한 근거가 되는 보고가 충분히 발견되지 않는다'라고 해서, 섭취 제한을 명시하고 있지는 않다. 신장 기능이 저하된 사람에게는 단백질의 섭취 제한이 필요하지만, 건강한 사람이 단백질을 섭취해서 신장이 나빠진다는 증거도 없다.

이상으로부터 자신의 신체활동 수준과 체중에 맞는 적정량을 기준으로, 극단적으로 과다 섭취하는 생활을 계속하지 않는 한, 과잉으로 걱정할 필요는 없을 것 같다. 단백질뿐만 아니라 어떤 영양소라도 과다 섭취가 좋지 않은 것은 당연하다. 여러 가지 종류의 식재료에서 단백질 이외의 영양소도 균형 있게 섭취하는 것이 중요하다.

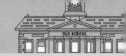

단백질은 많이 섭취하면 살찐다?

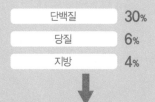

DIT에서 보면 살이 잘 안찌는 영양소라고 할 수 있다.

단백질	30%
당질	6%
지방	4%

오히려 살이 잘 안찌는 영양소!

식사에 의한 에너지 소비인 식사 유발성 열생산(DIT)의 관점에서 보면, 단백질은 다른 영양소와 비교해 열로 변환되기 쉽다(32쪽 참조).

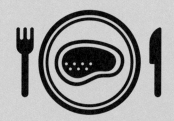

어떤 영영소라도 칼로리가 오버되면 살이 찐다.

체중의 증감은 에너지 공급량과 에너지 소비량의 수지이므로 어떤 영양소도 너무 많이 먹으면 살이 찌는 것은 사실이다.

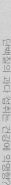

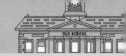

107

단백질은 신장 기능에 부담을 준다?

'단백질의 과다 섭취가 신장 기능을 저하시킨다'고 알려져 있는 이유는 고령이 되면 신장 질환에 걸리기 쉽고, 그 식사요법으로서 저단백식이 권장되고 있기 때문이었다. 그러나 저단백식의 권장에 대해서도 과학적 근거는 없다.

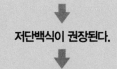

**고령이 되면……
신장 기능이 저하되기 쉽다.**

↓

저단백식이 권장된다.

↓

**'단백질의 과다 섭취가
신장 질환의 위험을 높인다'**

과학적 근거는 없다.

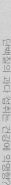

단백질의 과다 섭취는 건강에 악영향?

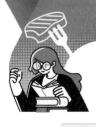

47 햄이나 소시지 등의 가공육은 많이 섭취해도 OK?

가공육은 단백질 급원식품으로서는 비효율적

햄이나 베이컨, 소시지 등의 가공육은 조리할 필요 없이 간편하게 섭취할 수 있으며, 또한 맛도 좋기 때문에 단백질 급원식품으로서 매력적으로 보인다. 그러나 이러한 가공육을 섭취했다고 해서 단백질을 효율적으로 건강하게 공급할 수 있었는가 하면 물음표를 붙일 수밖에 없다.

그 첫 번째 이유는 햄이나 소시지에는 지방이 많이 함유되어 있다. 그렇기 때문에 지방이 적은 소의 살코기나 닭가슴살 등과 비교하면, 단백질 그 자체의 흡수율이 낮아 반드시 효율적으로 단백질을 섭취했다고는 할 수 없다.

또한 해외의 연구에서는 가공육을 계속 섭취하면 대장암의 위험이 높다는 보고도 있다. 평균적인 섭취량으로는 특별히 문제는 없을 것 같지만, 계속해서 섭취하면 위험이 없다고는 단정할 수 없다. 무엇보다 가공육은 칼로리와 염분이 높아 과다 섭취하면 비만이나 고지혈증, 고혈압 등의 생활습관병에 걸릴 위험이 있다. 이러한 심각한 질병을 예방하는 관점에서도 어디까지나 균형을 중시해 과다 섭취에는 주의를 기울여야 한다.

가공육을 먹지 않아도 가게에 가면 고등어 통조림이나 치즈, 삶은 콩 등 조리하지 않고도 먹을 수 있는 간편하고 건강한 단백질 급원식품이 많이 있다. 맛있고 건강하게 단백질을 섭취할 수 있는 식품을 이것저것 찾아보는 것도 재미이다.

단백질, 지방, 탄수화물의 영양 균형을 비교

◉ 닭가슴살(껍질 없음)

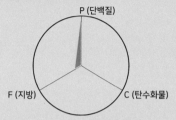

P (단백질)

F (지방)   C (탄수화물)

◉ 옆구리살 베이컨

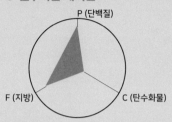

P (단백질)

F (지방)   C (탄수화물)

• 문부과학성 '식품 성분 데이터베이스'를 기초로 작성

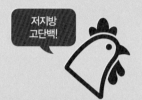

저지방
고단백!

VS

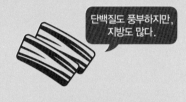

단백질도 풍부하지만,
지방도 많다.

가공육은 대장암의 위험을 높인다?

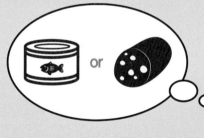

or

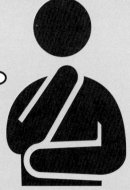

현재의 연구에서 가공육을 반드시 먹어서는
안 된다는 것은 아니지만, 적극적으로 섭취할
필요성도 그다지 없는 것이 현 상태이다. 칼로
리와 염분량도 걱정되므로 균형을 보고 판단
해야 한다.

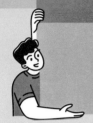
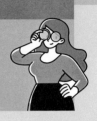

식품별 단백질량 일람표

- '일본 식품 표준 성분표 2015년판(7차 개정)'을 기초로 산출하고 있다. 식품의 중량은 폐기 부분을 제외한 먹을 수 있는 부분의 순중량이다.
- 재료의 분량은 일반적인 요리에 포함되는 양이나 1인분 기준량을 기초로 산출하고 있다. 그램 수는 식재료의 크기에 따라 편차가 있다.
- 당질량은 탄수화물의 양에서 식이섬유 총량을 빼고 산출하고 있다.
- 'Tr'은 미량, '–'는 미측정, '(0)'은 추정치를 나타내고 있다.

고기

분류	품명	분량	단백질(g)	에너지(kcal)	당질(g)	비타민 D(㎍)	칼슘(mg)
소고기	소 목살 (비계 있음, 생)	100g	16.8	257	0.4	0	4
	소 목살 (살코기, 생)	100g	19.9	143	0.5	0	4
	소 목등심살 (비계 있음, 생)	100g	16.2	318	0.2	0.1	4
	소 목등심살 (살코기, 생)	100g	19.1	212	0.2	0.1	4
	소 갈비살 (비계 있음, 생)	100g	14.1	409	0.2	0.1	4
	소 갈비살 (살코기, 생)	100g	18.8	248	0.3	0.2	4
	소 채끝살 (비계 있음, 생)	100g	16.5	334	0.4	0	4
	소 채끝살 (살코기, 생)	100g	21.1	177	0.6	0	4
	소 부채살 (비계 있음, 생)	100g	12.8	426	0.3	0	3
	소 사태살 (비계 있음, 생)	100g	19.5	209	0.4	0	4
	소 사태살 (살코기, 생)	100g	21.9	140	0.4	0	4
	소 우둔살 (비계 있음, 생)	100g	18.6	248	0.6	0	4
	소 우둔살 (살코기, 생)	100g	22	153	0.7	0	4
	소 등심살 (생)	100g	20.8	195	0.5	0	4
	소 다진 고기 (생)	100g	17.1	272	0.3	0.1	6
	소 혀 (생)	100g	13.3	356	0.2	0	3
	소 염통 (생)	100g	16.5	142	0.1	0	5
	소 간 (생)	100g	19.6	132	3.7	0	5
	소 꼬리 (생)	100g	11.6	492	Tr	0	7
돼지고기	돼지 목살 (비계 있음, 생)	100g	18.5	216	0.2	0.2	4
	돼지 목살 (살코기, 생)	100g	20.9	125	0.2	0.1	4
	돼지 목등심 (비계 있음, 생)	100g	17.1	253	0.1	0.3	4

분류	품명	분량	단백질(g)	에너지(kcal)	당질(g)	비타민 D(㎍)	칼슘(mg)
돼지고기	돼지 목등심 (살코기, 생)	100g	19.7	157	0.1	0.2	4
	돼지 등심 (비계 있음, 생)	100g	19.3	263	0.2	0.1	4
	돼지 등심 (살코기, 생)	100g	22.7	150	0.3	0.1	5
	돼지 삼겹살 (비계 있음, 생)	100g	14.4	395	0.1	0.5	3
	돼지 넓적다리살 (비계 있음, 생)	100g	20.5	183	0.2	0.1	4
	돼지 넓적다리살 (살코기, 생)	100g	22.1	128	0.2	0.1	4
	돼지 안심살 (살코기, 생)	100g	22.2	130	0.3	0.3	3
	돼지 다진 고기 (생)	100g	17.7	236	0.1	0.4	6
	돼지 간 (생)	100g	20.4	128	2.5	1.3	5
	돼지 족발 (삶음)	100g	20.1	230	Tr	1	12
닭고기	닭 날개 (껍질 있음, 생)	100g	17.8	210	0	0.4	14
	닭 날갯죽지 (껍질 있음, 생)	100g	17.4	226	0	0.6	20
	닭 윗날개 (껍질 있음, 생)	100g	18.2	197	0	0.3	10
	닭 가슴살 (껍질 있음, 생)	100g	21.3	145	0.1	0.1	4
	닭 가슴살 (껍질 없음, 생)	100g	23.3	116	0.1	0.1	4
	닭 다리살 (껍질 있음, 생)	100g	16.6	204	0	0.4	5
	닭 다리살 (껍질 없음, 생)	100g	19	127	0	0.2	5
	닭 안심살 (생)	100g	23.9	109	0.1	0	4
	닭 다진 고기 (생)	100g	17.5	186	0	0.1	8
	닭 간 (생)	100g	18.9	111	0.6	0.2	5
	모래집 (생)	100g	18.3	94	Tr	0	7
	연골 (생)	100g	12.5	54	0.4	0	47
기타	양 목살 (비계 있음, 생)	100g	17.1	233	0.1	0.9	4
	양 등심 (비계 있음, 생)	100g	15.6	310	0.2	0	10
	양 다리살 (비계 있음, 생)	100g	20	198	0.3	0.1	3

분류	품명	분량	단백질(g)	에너지(kcal)	당질(g)	비타민 D(㎍)	칼슘(mg)
기타	멧돼지 (비계 있음, 생)	100g	18.8	268	0.5	0.4	4
	말 (살코기, 생)	100g	20.1	110	0.3	-	11
	오리 (껍질 있음, 생)	100g	14.2	333	0.1	1.0	5
	청둥오리 (껍질 없음, 생)	100g	23.6	128	0.1	3.1	5
	고래 (살코기, 생)	100g	24.1	106	0.2	0.1	3
	자라	100g	16.4	197	0.5	3.6	18

육가공품

분류	품명	분량	단백질(g)	에너지(kcal)	당질(g)	비타민 D(㎍)	칼슘(mg)
육가공품	생햄 (속성)	50g	12	124	0.3	0.2	3
	생햄 (장기숙성)	50g	12.9	134	0	0.4	6
	베이컨	50g	6.5	203	0.2	0.3	3
	본리스햄	30g (3장)	5.6	35	0.5	0.2	2
	로스햄	30g (3장)	5	58.8	0.4	0.2	3
	비엔나소시지	50g (3개)	6.6	161	1.5	0.3	4

생선

분류	품명	분량	단백질(g)	에너지(kcal)	당질(g)	비타민 D(㎍)	칼슘(mg)
생선	전갱이 (생)	100g	19.7	126	0.1	8.9	66
	붕장어 (생)	100g	17.3	161	Tr	0.4	75
	은어 (자연산, 생)	100g	18.3	100	0.1	1	270
	은어 (양식, 생)	100g	17.8	152	0.6	8	250
	정어리 (생)	100g	19.2	169	0.2	32	74

분류	품명	분량	단백질(g)	에너지(kcal)	당질(g)	비타민 D(㎍)	칼슘(mg)
	장어 (양식, 생)	100g	17.1	255	0.3	18	130
	가다랑어 (봄 어획, 생)	100g	25.8	114	0.1	4	11
	참가자미 (생)	100g	19.6	95	0.1	13	43
	잿방어	100g	21	129	0.1	4	15
	금눈돔 (생)	100g	17.8	160	0.1	2	31
	연어 (백연어, 생)	100g	22.3	133	0.1	32	14
	연어 (홍연어, 생)	100g	22.5	138	0.1	33	10
	참고등어 (생)	100g	20.6	247	0.3	5.1	6
	삼치 (생)	100g	20.1	177	0.1	7	13
	꽁치 (생)	100g	18.1	318	0.1	15.7	28
	작은 멸치 (생)	100g	15	76	0.1	6.7	210
	농어 (생)	100g	19.8	123	Tr	10	12
생선	열빙어 (반건조, 생)	100g	21	166	0.2	0.6	330
	참돔 (자연산, 생)	100g	20.6	142	0.1	5	11
	참돔 (양식, 생)	100g	20.9	177	0.1	7	12
	대구 (생)	100g	17.6	77	0.1	1	32
	청어 (생)	100g	17.4	216	0.1	22	27
	넙치 (자연산, 생)	100g	20	103	Tr	3	22
	넙치 (양식, 생)	100g	21.6	126	Tr	1.9	30
	방어 (생)	100g	21.4	257	0.3	8	5
	임연수어 (건조, 생)	100g	20.6	176	0.1	4.6	170
	녹새치 (생)	100g	23.1	115	0.1	12	5
	참다랑어 (살코기, 생)	100g	26.4	125	0.1	5	5
	참다랑어 (기름, 생)	100g	20.1	344	0.1	18	7
	황새치 (생)	100g	19.2	153	0.1	8.8	3

어패

분류	품명	분량	단백질(g)	에너지(kcal)	당질(g)	비타민 D(㎍)	칼슘(mg)
어패	단새우 (생)	100g	19.8	98	0.1	(0)	50
	바다참게 (생)	500g (1인분)	69.5	315	0.5	(0)	450
	무당게 (생)	500g (1인분)	65	320	1	(0)	260
	살오징어 (생)	100g	17.9	83	0.1	0.3	11
	매오징어 (생)	100g	11.8	84	0.2	(0)	14
	화살오징어 (생)	100g	17.6	85	0.4	(0)	10
	문어 (생)	50g (1인분)	8.2	38	0.05	(0)	8
	모시조개 (생)	100g	6	30	0.4	(0)	66
	굴 (생)	100g	6.9	70	4.9	0.1	84
	바지락 (생)	100g	7.5	64	4.5	0.2	240
	가리비 (생)	100g	13.5	72	1.5	(0)	22

어패가공품

분류	품명	분량	단백질(g)	에너지(kcal)	당질(g)	비타민 D(㎍)	칼슘(mg)
어패가공품	연어알	100g	32.6	272	0.2	44	94
	가다랑어포	5 g	3.9	18	0	0.3	1
	게맛 어묵	75g (1봉지)	9.1	68	6.9	0.8	90
	어묵	50g	6	48	4.9	1	13
	고추명란젓	40g (1개)	8.4	50	1.2	0.4	9
	어육 소시지	100g	11.5	161	12.6	0.9	100
	어묵 튀김	100g	12.5	139	13.9	1	60
	뱅어포	10 g	2.3	11	0	4.6	21
	명란젓	40g (1개)	9.6	56	0.2	0.7	10
	찐어묵	100g	9.9	94	11.4	Tr	15

달걀

분류	품명	분량	단백질(g)	에너지(kcal)	당질(g)	비타민 D(㎍)	칼슘(mg)
달걀	달걀 (생)	50g (1개)	6.2	76	0.2	0.9	26
	달걀 (삶음)	50g (1개)	6.5	76	0.2	0.9	26
	메추리알 (생)	10g (1개)	1.3	18	0	0.3	6
	메추리알 (삶은 통조림)	40g (1캔)	4.4	73	0.2	1	19

달걀가공품

분류	품명	분량	단백질(g)	에너지(kcal)	당질(g)	비타민 D(㎍)	칼슘(mg)
달걀가공품	구운 달걀	100g	10.8	151	6.4	0.6	44
	달걀말이	100g	11.2	128	0.5	0.7	46
	달걀찜	100g	6.4	79	2	0	27

유제품

분류	품명	분량	단백질(g)	에너지(kcal)	당질(g)	비타민 D(㎍)	칼슘(mg)
우유	우유	200g (1잔)	6.6	134	9.6	0.6	220
	가공유 (농축)	200g (1잔)	6.8	148	10.6	Tr	220
	가공유 (저지방)	200g (1잔)	7.6	92	11	Tr	260
	커피우유	200g (1잔)	4.4	112	14.4	Tr	160
	과일우유	200g (1잔)	2.4	92	19.8	Tr	80
크림	생크림 (유지방)	70 g	1.4	303	2.2	0.4	42
	생크림 (식물성지방)	70 g	4.8	274	2	0	23
치즈	코타지 치즈	60 g	8	63	1.14	0	33
	까망베르 치즈	60 g	11.5	186	0.54	0.1	280
	크림치즈	60 g	4.9	207.6	1.38	0.1	42

분류	품명	분량	단백질(g)	에너지(kcal)	당질(g)	비타민 D(㎍)	칼슘(mg)
치즈	고다 치즈	60 g	15.5	228	0.8	0	410
	체다 치즈	60 g	15.4	254	0.8	0	440
	파르메산 치즈	60 g	26.4	285	1.1	0.1	780
	블루 치즈	60 g	11.3	209	0.6	0.2	350
	마스카르포네 치즈	60 g	2.6	176	2.6	0.1	90
	모차렐라 치즈	60 g	11	166	2.5	0.12	200
	리코타 치즈	60 g	4.3	97	4.0	0	200
	가공 치즈	60 g	13.6	203	0.8	Tr	380
요구르트	플레인 요구르트 (전지무당)	100g	3.6	62	4.9	0	120
	요구르트 (저지방무당)	100g	3.7	45	5.2	0	130
	요구르트 (무지방무당)	100g	4	42	5.7	0	140
	가당 요구르트	100 g	4.3	67	11.9	Tr	120
	마시는 요구르트	200g (1잔)	5.8	130	24.4	Tr	220

콩류

분류	품명	분량	단백질(g)	에너지(kcal)	당질(g)	비타민 D(㎍)	칼슘(mg)
콩류	팥 (전립, 건조)	40g	8.3	137	13.9	(0)	28
	팥 (으깬 소)	40g	2.2	98	19.3	(0)	8
	팥 (거른 소)	40g	3.9	62	8.1	(0)	29
	강낭콩 (전립, 건조)	40g	8.8	136	14.8	(0)	56
	콩가루 (탈피 콩)	15 g	5.6	68	2.1	(0)	27
	콩가루 (전립 콩)	15 g	5.5	68	1.6	(0)	29
	볶은 콩 (흰콩)	10 g	3.8	44	1.4	(0)	16
	병아리콩 (전립, 건조)	40g	8	150	18.1	(0)	40

콩가공품

분류	품명	분량	단백질(g)	에너지(kcal)	당질(g)	비타민 D(㎍)	칼슘(mg)
콩가공품	튀김 두부	100g	10.7	150	0.2	(0)	240
	유부 (생)	100g	23.4	410	0	(0)	310
	비지 (생)	50g	3.1	56	1.1	(0)	41
	동그랑땡	30g	4.6	68	0.1	(0)	81
	연두부	150g (1모)	8	93	1.6	(0)	110
	두부	150g (1모)	10.5	120	0.6	(0)	60
	언두부 (건조)	60g (1봉지)	30.3	322	1	(0)	380
	무첨가 두유	200g (1잔)	7.2	92	5.8	(0)	30
	첨가 두유	200g (1잔)	6.4	128	9	(0)	62
	실타래 낫토	50g (1팩)	8.3	100	2.7	(0)	45
	다진 낫토	50g (1팩)	8.3	97	2.3	(0)	30

견과류

분류	품명	분량	단백질(g)	에너지(kcal)	당질(g)	비타민 D(㎍)	칼슘(mg)
견과류	아몬드 (건조)	20g (20알)	3.9	117	2.2	(0)	50
	캐슈너트 (튀김, 조미)	20g (16알)	4	115	4	(0)	8
	은행 (생)	20g (10알)	0.9	34.2	6.7	(0)	1
	호두 (볶음)	20g (7알)	2.9	134.8	0.84	(0)	17
	참깨 (볶음)	5 g	1	29.95	0.3	(0)	60
	참깨 (건조)	5 g	1	28.9	0.3	(0)	60
	밤 (생)	50g (4개)	1.4	82	16.4	(0)	12
	피스타치오 (볶음, 조미)	20g (13알)	3.5	123	2.4	(0)	24

분류	품명	분량	단백질(g)	에너지(kcal)	당질(g)	비타민 D(㎍)	칼슘(mg)
견과류	헤이즐넛 (튀김, 조미)	20g (13알)	2.7	136.8	1.3	(0)	26
	마카다미아 (볶음, 조미)	20g (10알)	1.7	144	1.2	(0)	9
	땅콩 (볶음)	20g (15알)	5.3	117	2.5	(0)	10

쌀류

분류	품명	분량	단백질(g)	에너지(kcal)	당질(g)	비타민 D(㎍)	칼슘(mg)
쌀류	밥 (현미)	150g (1공기)	4.2	248	51.3	(0)	11
	밥 (백미)	150g (1공기)	3.8	252	53.4	(0)	5
	죽 (백미)	150g (1공기)	1.7	107	23.3	(0)	2
	팥밥	150g (1공기)	6.5	285	60.5	(0)	9
	떡	150g (3개)	6	351	75.4	(0)	5
	쌀국수	60 g	4.2	226	47.4	(0)	8

빵류

분류	품명	분량	단백질(g)	에너지(kcal)	당질(g)	비타민 D(㎍)	칼슘(mg)
빵류	크루아상	40g (1개)	3.2	179	16.9	0	8
	핫도그번	100g (1개)	8.5	265	47.1	(0)	37
	식빵	60g (6조각 슬라이스 1장)	5.4	156	26.6	(0)	14
	건포도빵	50g (1개)	4.1	135	24.5	Tr	16
	프랑스빵	50g (2조각)	4.7	140	27.4	(0)	8
	베이글	90g (1개)	8.6	248	46.8	Tr	22

분류	품명	분량	단백질(g)	에너지(kcal)	당질(g)	비타민 D(㎍)	칼슘(mg)
빵류	호밀빵	60g (6조각 슬라이스 1장)	5	158	28.2	Tr	10
	롤빵	30g (1개)	3	95	14	0	13
	단팥찐빵	100g (1개)	6.1	280	48.5	0	52
	고기찐빵	100g (1개)	10.0	260	40.3	0.1	28

면류

분류	품명	분량	단백질(g)	에너지(kcal)	당질(g)	비타민 D(㎍)	칼슘(mg)
면류	우동 (삶음)	120 g	3.1	126	24.9	(0)	7
	국수 · 냉국수 (건조)	120 g	11.4	427	84.2	(0)	20
	메밀국수 (건조)	100g	14	344	63	(0)	24
	메밀국수 (삶음)	120 g	5.8	158	28.8	(0)	11
	중화면 (생)	120 g	10.3	261.6	64.3	(0)	25
	찐 중화면	120g	6.4	238	43.8	(0)	11
	마카로니 · 스파게티 (건조)	100g	12.9	378	67.7	(0)	18
	즉석면 (중화)	100g	9.0	342	3.5	0	95
	즉석면 (볶음면)	100g	8.4	436	55.7	0	190

분말류

분류	품명	분량	단백질(g)	에너지(kcal)	당질(g)	비타민 D(㎍)	칼슘(mg)
분말류	박력분 (1등)	100g	8.3	367	73.3	0	20
	중력분 (1등)	100g	9	367	72.3	0	17
	강력분 (1등)	100g	11.8	365	69	0	17

식품별 단백질량 일람표

분류	품명	분량	단백질(g)	에너지(kcal)	당질(g)	비타민 D(㎍)	칼슘(mg)
분말류	핫케이크 믹스	100g	7.8	365	72.6	0	100
	오트밀	80g	11	304	47.8	(0)	38
	보리 (납작보리)	60 g	4.0	208	39.7	(0)	13
	호밀 (통밀)	100g	12.7	334	57.4	(0)	31
	메밀가루 (전층분)	100g	12	361	65.3	(0)	17
기타	콘플레이크	100g	7.8	381	81.2	(0)	1

채소류

분류	품명	분량	단백질(g)	에너지(kcal)	당질(g)	비타민 D(㎍)	칼슘(mg)
채소류	아스파라거스 (어린 줄기, 생)	20g (1개)	0.5	4	0.4	(0)	4
	오크라 (열매, 생)	30g (1개)	0.6	9	0.5	(0)	28
	양배추 (결구엽, 생)	300g (1/4컷)	3.9	69	10.2	(0)	130
	오이 (열매, 생)	100g	1	14	1.9	(0)	26
	우엉 (뿌리, 생)	150g (1개)	2.7	98	14.5	(0)	69
	소송채 (잎사귀, 생)	300g (1다발)	4.5	42	1.5	(0)	510
	강낭콩 (어린 콩깍지, 생)	7g (1개)	0.1	2	0.2	(0)	3
	생강 (뿌리줄기, 생)	12g (1조각)	0.1	4	0.5	(0)	1
	애호박 (열매, 생)	300g (1/4컷)	5.7	273	51.3	(0)	45
	무 (뿌리, 껍질 있음, 생)	300g (1/4컷)	1.5	54	8.1	(0)	72
	무 (잎사귀, 생)	300g (1개당)	6	54	2.1	(0)	510
	죽순 (어린 줄기, 생)	100g	3.6	26	1.5	(0)	16
	양파 (비늘줄기, 생)	200g (1개)	2	74	14.4	(0)	42

분류	품명	분량	단백질(g)	에너지(kcal)	당질(g)	비타민 D(μg)	칼슘(mg)
채소류	토마토 (열매, 생)	150g (1개)	1	29	5.6	(0)	11
	가지 (열매, 생)	80g (1개)	0.9	18	2.3	(0)	14
	부추 (잎사귀, 생)	100g (1다발)	1.7	21	1.3	(0)	48
	당근 (잎사귀, 껍질 있음, 생)	150g (1개)	1	59	9.8	(0)	42
	마늘 (비늘줄기, 생)	10g (1조각)	0.6	14	2.2	(0)	1
	대파 (잎사귀, 흰대, 생)	60g (1개)	0.8	20	3.5	(0)	22
	배추 (결구엽, 생)	500g (1/4컷)	4	70	9.5	(0)	220
	피망 (열매, 생)	35g (1개)	0.3	8	1	(0)	4
	브로콜리 (꽃송이, 생)	200g (1개)	8.6	66	1.6	(0)	76
	시금치 (잎사귀, 생)	200g (1다발)	4.4	40	0.6	(0)	98
	숙주 (생)	250g (1봉지)	4.3	35	3.2	(0)	25
	양상추 (결구엽, 생)	500g (1통)	3	60	8.5	(0)	95
	연근 (뿌리줄기, 생)	100g	1.9	66	13.5	(0)	20

감자류

분류	품명	분량	단백질(g)	에너지(kcal)	당질(g)	비타민 D(μg)	칼슘(mg)
감자류	고구마 (덩이뿌리, 생)	200g (1개)	1.8	280	60.6	(0)	80
	토란 (알줄기, 생)	50g (1개)	0.8	29	5.4	(0)	5
	감자 (덩이줄기, 생)	100g (1개)	1.8	76	8.4	(0)	4
	참마 (덩이뿌리, 생)	200g (1개)	4.4	130	25.8	(0)	34
	판곤약 (정제분)	300g (1개)	0.3	15	0.3	(0)	130
	실곤약	150g (1봉지)	0.3	9	0.1	(0)	110

버섯류

분류	품명	분량	단백질(g)	에너지(kcal)	당질(g)	비타민 D(㎍)	칼슘(mg)
버섯류	팽이버섯 (생)	100g (1봉지)	2.7	22	3.7	0.9	Tr
	새송이버섯 (생)	40g (1개)	1.1	8	1	0.5	Tr
	맛버섯 (생)	100g (1봉지)	1.8	15	2	0	4
	표고 (생)	15g (1개)	0.5	3	0.3	0.1	Tr
	말린 표고	4g (1개)	0.8	7	0.9	0.5	Tr
	느티만가닥버섯 (생)	100g (1봉지)	2.7	17	1.8	0.5	1
	잎새버섯 (생)	100g (1팩)	2	15	0.9	4.9	Tr
	목이버섯 (건조)	5g (20개)	0.4	8	0.7	4.3	16
	양송이 (생)	100g (8개)	2.9	11	0.1	0.3	3

해조류

분류	품명	분량	단백질(g)	에너지(kcal)	당질(g)	비타민 D(㎍)	칼슘(mg)
해조류	파래 (그늘 건조)	5 g	1.1	7	0.6	(0)	25
	파래김 (그늘 건조)	5 g	1.5	8	0.3	(0)	38
	구운 김	3g (1장)	1.2	6	0.2	(0)	8
	조미김	0.4g (1조각)	0.2	1	0.1	(0)	1
	돌김 (그늘 건조)	5 g	1.7	8	0.2	(0)	4
	개다시마 (그늘 건조)	5 g	0.4	7	1.4	(0)	38
	다시마 (그늘 건조)	10 g	0.6	15	3.2	(0)	78
	조각 다시마	3 g	0.2	3	0.2	(0)	28
	염장 다시마	5 g	0.8	6	1.7	(0)	14
	다시마 (조림)	20 g	1.2	34	5.3	0	30
	꼬시래기 (염장, 염분 제거)	50 g	0.1	2	0	(0)	11

분류	품명	분량	단백질(g)	에너지(kcal)	당질(g)	비타민 D(/g)	칼슘(mg)
해조류	미역 (생)	50 g	1	8	1.0	(0)	50
	자른 미역	10 g	1.8	14	0.6	0	82
	미역줄기 (데쳐서 염장, 염분 제거)	50 g	0.6	8	0.2	(0)	43
	미역귀 (생)	50 g	0.5	6	0	(0)	39
	톳 (건조)	10 g	0.9	15	0.6	(0)	100
	옥덩굴 (생)	60g (1팩)	0.3	2	0.2	(0)	20
	우무	100 g	0.2	2	0	(0)	4
	한천	100 g	Tr	3	0	(0)	10

과일류

분류	품명	분량	단백질(g)	에너지(kcal)	당질(g)	비타민 D(/g)	칼슘(mg)
과일류	아보카도 (생)	120g (1개)	3	224	1	(0)	11
	딸기 (생)	6g (1개)	0.1	2	0.4	(0)	1
	매실장아찌 (소금절이)	12g (1개)	0.1	4	0.9	(0)	8
	귤 (과립낭, 생)	100g (1개)	0.7	45	11.1	(0)	15
	오렌지 (과립낭, 생)	140g (1개)	1.4	5.5	12.6	(0)	29
	양다래 (생)	70g (1개)	0.7	37	7.7	(0)	23
	자몽 (과립낭, 생)	200g (1개)	1.8	76	18	(0)	30
	앵두 (일본산, 생)	8g (1개)	0.1	5	1.1	(0)	1
	배 (생)	300g (1개)	0.9	129	31.2	(0)	6
	파인애플 (생)	400g (1개)	2.4	212	50	(0)	44
	망고 (생)	400g (1개)	2.4	256	62.4	(0)	60
	바나나 (생)	100g (1개)	1.1	86	21.4	(0)	6

분류	품명	분량	단백질(g)	에너지(kcal)	당질(g)	비타민 D(㎍)	칼슘(mg)
과일류	포도 (생)	150g (1송이)	0.6	89	22.7	(0)	9
	복숭아 (생)	200g (1개)	1.2	80	17.8	(0)	8
	사과 (껍질 있음, 생)	250g (1개)	0.5	153	35.7	(0)	10

일품요리

분류	품명	분량	단백질(g)	에너지(kcal)	당질(g)	비타민 D(㎍)	칼슘(mg)
일품요리	닭튀김	90g (약 3개)	21.8	282	11.3	0.2	10
	치킨너겟	100g (약 10개)	15.5	194	13.7	0.2	48
	돈가스 (등심)	100g	22	450	9.1	0.7	14
	돼지고기구이	100g	19.4	172	5.1	0.6	9
	간 페이스트	50g	6.5	189	1.8	0.2	14
	로스트비프	150g	32.6	294	1.4	0.2	9
	만두	100g (약 5개)	7.1	197	23.8	-	30
	햄버거	100g	13.3	223	12.3	-	38
	그라탕	200g	9.6	266	26.6	-	130
	닭고기완자	90g (꼬치 약 2개)	13.7	203	6.7	0.4	30
	딤섬	100g (약 4개)	9.3	215	19.3	-	30
	소고기 육포	80g	43.8	252	5.1	0.2	10
	훈연 혀	80g	14.5	226	0.7	0.2	5
	구운 연어	80g	20.2	206	0.3	16.8	13
	임연수 소금구이	150g	34.7	300	0.3	5.3	270
	전갱이튀김	80g	16.1	221	6.3	5.6	80
	새우튀김	100g	9.1	292	18.1	-	42

분류	품명	분량	단백질(g)	에너지(kcal)	당질(g)	비타민 D(µg)	칼슘(mg)
일품요리	오징어튀김	100 g	12.1	329	24.5	-	16
	굴튀김	80g (3개)	6.1	210	26.3	0.1	54
	삶은 풋콩	20 g	2.3	27	0.9	(0)	15

통조림

분류	품명	분량	단백질(g)	에너지(kcal)	당질(g)	비타민 D(µg)	칼슘(mg)
통조림	콩 통조림	100 g	12.9	140	0.9	(0)	100
	아스파라거스 통조림	100 g	2.4	22	2.6	(0)	21
	죽순 통조림	100 g	2.7	23	1.7	(0)	19
	홀 콘 통조림	100 g	2.3	82	14.5	(0)	2
	홀 토마토 통조림	100 g	0.9	20	3.1	(0)	9
	버섯 통조림	100 g	3.4	14	0.1	0.4	8
	정어리 통조림 (삶음)	100 g	20.7	188	0.1	6	320
	정어리 통조림 (조미)	100 g	20.4	212	5.7	20	370
	정어리 통조림 (기름절임)	100 g	20.3	359	0.3	7	350
	고등어 통조림 (삶음)	100 g	20.9	190	0.2	11	260
	고등어 통조림 (된장조림)	100 g	16.3	217	6.6	5	210
	꽁치 통조림 (조미)	100 g	18.9	268	5.6	13	280
	꽁치 통조림 (양념구이)	100 g	17.4	225	9.7	12	250
	바지락 통조림 (삶음)	100 g	20.3	114	1.9	(0)	110
	바지락 통조림 (조미)	100 g	16.6	130	11.5	(0)	87
	가리비 통조림 (삶음)	100 g	19.5	94	1.5	(0)	50
	게 통조림 (삶음)	100 g	16.3	73	0.2	(0)	68

분류	품명	분량	단백질(g)	에너지(kcal)	당질(g)	비타민 D(㎍)	칼슘(mg)
통조림	앤초비 통조림	100 g	24.2	158	0.1	1.7	150
	소고기 통조림	100 g	19.8	203	1.7	0	15
	닭꼬치 통조림	100 g	18.4	177	8.2	0	12
	참치 통조림 (기름절임)	70g (1캔)	12.4	187	0.1	1.4	3

과자류

분류	품명	분량	단백질(g)	에너지(kcal)	당질(g)	비타민 D(㎍)	칼슘(mg)
과자류	카스테라	100g	6.2	319	62.6	Tr	29
	도라야키	100g	6.6	284	55.6	0.6	23
	전병 (팥소)	100g	4.5	279	61.3	0	11
	모나카	100g	4.8	285	62.5	0	12
	양갱	100g	3.6	296	66.9	0	15
	간장맛 쌀과자	100g	7.8	373	82.3	-	13
	슈크림	100g	6	228	25.3	1.1	85
	쇼트케이크 과일 없음	100g	7.1	327	43	0.2	32
	베이크드 치즈케이크	100g	8.5	318	23.1	0.6	54
	케이크 도넛	100g	7.2	375	58	0.7	44
	애플파이	100g	4	304	31.4	0.2	6
	사블레	100g	6.1	465	71.7	-	36
	포테이토칩	100g	4.7	554	50.5	-	17
	밀크초콜릿	100g	6.9	558	51.9	1	240

조미료

분류	품명	분량	단백질(g)	에너지(kcal)	당질(g)	비타민 D(㎍)	칼슘(mg)
조미료	진한 간장	15	1.2	12	1.2	(0)	4
	묽은 간장	15	0.9	9	0.9	(0)	4
	다시마 조미액	15	0	1	0.1	-	0
	중국식 조미액	15	0.1	0	Tr	-	0
	서양식 조미액	15	0.2	1	0	-	1
	서양식 조미료	15	3.6	34	4.7	0.1	6
	국수장 (3배 농축)	15	0.7	15	3	(0)	2
	식초간장	15	0.5	7	1.2	0	4
	우스터소스	15	0.2	18	4	(0)	9
	중농소스	15	0.1	20	4.4	(0)	9
	농후소스 (돈가스소스)	15	0.1	20	4.4	(0)	9
	토마토케첩	15	0.2	18	3.8	0	2
	두반장	5	0.1	3	0.2	(0)	2
	고추기름	15	0	138	Tr	(0)	Tr
	굴소스	15	1.2	16	2.7	-	4
	피시소스	15	1.4	7	0.4	0	3
	일본식 드레싱	15	0.3	30	0.8	-	2
	참깨 드레싱	15	1.3	54	2.6	0	62
	프렌치 드레싱	15	0	61	0.9	0	0
	사우전아일랜드 드레싱	15	0.2	62	1.4	0	2

잠 못들 정도로 재미있는 이야기

단백질

2020. 12. 15. 초 판 1쇄 발행
2024. 8. 14. 초 판 2쇄 발행

감　수 │ 후지타 사토시(藤田 聡)
감　역 │ 차 원
옮긴이 │ 김정아
펴낸이 │ 이종춘
펴낸곳 │ **BM** ㈜도서출판 **성안당**
주소 │ 04032 서울시 마포구 양화로 127 첨단빌딩 3층(출판기획 R&D 센터)
　　　　10881 경기도 파주시 문발로 112 파주 출판 문화도시(제작 및 물류)
전화 │ 02) 3142-0036
　　　　031) 950-6300
팩스 │ 031) 955-0510
등록 │ 1973. 2. 1. 제406-2005-000046호
출판사 홈페이지 │ **www.cyber.co.kr**
ISBN │ 978-89-315-8959-7 (04080)
　　　　978-89-315-8889-7 (세트)
정가 │ **9,800원**

이 책을 만든 사람들

책임 │ 최옥현
진행 │ 최동진
본문 디자인 │ 이대범
표지 디자인 │ 박현정, 박원석
홍보 │ 김계향, 임진성, 김주승, 최정민
국제부 │ 이선민, 조혜란
마케팅 │ 구본철, 차정욱, 오영일, 나진호, 강호묵
마케팅 지원 │ 장상범
제작 │ 김유석

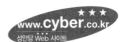